实用外科护理学

王　静　侯　娟　宋秀艳　主编

江西科学技术出版社

图书在版编目（CIP）数据

实用外科护理学/ 王静，侯娟，宋秀艳主编. -- 南昌: 江西科学技术出版社，2019.5（2023.7重印）

ISBN 978-7-5390-6792-6

Ⅰ.①实… Ⅱ.①王… ②侯… ③宋… Ⅲ.①外科学－护理学Ⅳ.①R473.6

中国版本图书馆CIP数据核字（2019）第079056号

国际互联网（Internet）地址：

http://www.jxkjcbs.com

选题序号：ZK2019009

图书代码：B19043-102

实用外科护理学	王 静 侯 娟 宋秀艳 主编

出版发行	江西科学技术出版社
社址	南昌市蓼洲街2号附1号
	邮编：330009 电话：（0791）86623491 86639342（传真）
印刷	永清县晔盛亚胶印有限公司
经销	各地新华书店
开本	787 mm × 1092 mm 1/16
字数	260千字
印张	10.75
版次	2019年5月第1版 2023年7月第2次印刷
书号	ISBN 978-7-5390-6792-6
定价	48.00元

赣版权登字-03-2019-256

前　言

外科学是医学科学的一个重要组成部分，相比于内科学，更倾向于用"手术刀"解决问题。现代外科学经历了几百年的发展，诊疗方法不断改进，诊疗理念不断更新，诊疗技术不断进步。临床诊疗正逐渐通过微创和无创的方式，实现从单纯解决病灶、延长生存时间到提高生活质量的追求。

外科学一直经历着新思维的冲击和新发展的促动，学科专业分工细化也因此成为创新发展的要求和必然结果。面对日新月异的技术设备和理念，临床医生和护士迫切需要掌握前沿信息，获得专业发展前沿的指导和参考。而且，随着人们对健康需求的不断增加，社会对护理人员能力和素质的要求越来越高。为了适应现代医学模式的转变，满足新形势下护理工作的需要，为广大的临床护理人员提供有效的指导和帮助，吸纳并借鉴国内外临床护理实践经验，特组织临床护理专家编写了《实用外科护理学》一书。

本书从临床护理实践需求出发，提炼精华，但又不忽略细节，更简洁易懂，便于临床护理人员参照。全书共八章，以临床常见病、多发病为纲，对各种疾病的临床护理做了详细阐述。既可以作为护理专业学生和教师的教学参考用书，也可为临床一线护理人员的护理操作提供指南。

由于水平有限，我们在编写过程中如有疏漏和不当之处，敬请各位读者提出宝贵意见。真诚希望此书能有助于护理同仁，为护理事业的发展作出贡献。

目 录

第一章 伤口评估

第一节 整体性评估 ································ 1

第二节 伤口的局部评估 ······················ 7

第二章 损伤患者的护理

第一节 损伤概论 ······························ 11

第二节 清创术与更换敷料 ···················· 16

第三节 烧伤患者的护理 ······················ 21

第四节 咬伤 ································· 27

第三章 心脏外科患者的护理

第一节 房间隔缺损 ·························· 32

第二节 室间隔缺损 ·························· 37

第三节 动脉导管未闭 ························ 42

第四节 心肌活检 ···························· 47

第五节 心导管检查 ·························· 49

第四章 颅脑疾病患者的护理

第一节 颅脑损伤 ···························· 51

第二节 颅内肿瘤 ···························· 60

第五章 颈部疾病患者的护理

第一节 甲状腺功能亢进 ······················ 66

第二节 单纯性甲状腺肿 ······················ 73

第三节 甲状腺瘤 ···························· 77

第六章 肝脏疾病患者的护理

    第一节 原发性肝癌 …………………………………………………… 83

    第二节 细菌性肝脓肿 ………………………………………………… 107

    第三节 肝包虫病 ……………………………………………………… 116

第七章 胃十二指肠疾病患者的护理

    第一节 胃十二指肠溃疡 ……………………………………………… 124

    第二节 十二指肠憩室 ………………………………………………… 142

    第三节 良性十二指肠淤滞症 ………………………………………… 147

第八章 食管癌常见慢性疾病的围手术期护理

    第一节 食管癌合并冠心病围手术期护理 …………………………… 152

    第二节 食管癌合并高血压围手术期护理 …………………………… 156

    第三节 食管癌合并糖尿病围手术期护理 …………………………… 160

参考文献 ………………………………………………………………… 165

第一章 伤口评估

评估是"护理程序"中五个基本步骤的第一步，也是其中关键的一步。评估为患者的治疗护理工作提供了基本的依据。客观而又准确的伤口评估对于伤口护理与伤口愈合至关重要。伤口评估的主要目的为收集伤口临床资料、制订伤口治疗护理计划及预计伤口治疗的时间和成本。完整的伤口护理评估包括整体性评估及伤口的局部评估。

第一节 整体性评估

伤口的发生、发展进程、转归时常不是单独进行的，伤口的愈合与患者的全身情况有着密不可分的关系。护理人员通过对患者全身整体性评估，可以分析出影响伤口愈合的直接或潜在原因，从而在护理中给予患者整体性、个体化的护理，有针对地解决或者缓解相关危险因素，达到促进伤口良性转归的目的。

一、整体评估护理的指导思想与内涵

（1）以整体护理的现代护理理念为指导思想，强调了人的整体性、护理及护理学的整体性。

（2）根据整体评估，可以为患者提供主动的计划性护理。

（3）满足了现代伤口护理实践的发展。

二、与伤口愈合相关的系统性因素

（一）生理因素评估

1.年龄因素

是影响伤口愈合不可避免的因素，年龄的增长与伤口的愈合速度呈反比，其主要原因是随着年龄的增长，皮肤老化及组织细胞增生能力减弱，皮肤的修复能力及伤口愈合的速度也随之减慢。衰老的皮肤本身也存在一些缺憾，皮肤逐渐变薄、变干，缺乏弹性和张力，皮肤附属器的萎缩同时也增加了损伤的风险，随之而来的问题也是不容小觑。

但由于婴儿的皮肤发育还不太健全，缺乏保护机制，使得皮肤非常敏感。另外，婴儿的皮肤很薄，当受到刺激或损伤时，往往容易发生较为严重的后果。

2.特殊的生理状况

如女性的月经期会导致机体免疫力低下，而导致伤口感染的概率上升，以及其他问题的出现。

（二）病理因素评估

1.组织血流灌注不足

由于周围血管病变，而导致组织供血、回流障碍，局部组织缺血、缺氧，不能进行正常的营养交换，进而发展为局部组织破溃、坏死。另外，低氧状态下，细胞增生减慢，局部免疫力下降和伤口愈合能力降低。多见于心血管疾病、结缔组织病、长期大量吸烟、吸毒的患者等。

2.免疫系统受损

免疫系统疾病的症状主要表现在抵抗力低下及其他感染性疾病。根据病因及特性不同，其对机体的危害也各不相同。其中最严重的是艾滋病、恶性肿瘤，由于免疫系统遭到破坏，导致机体无法抵御外界细菌、病毒的侵害，进而使机体发生局部或全身感染。

3.神经系统受损

一些基础性疾病会造成不同程度的神经组织的不可逆损害，如糖尿病。

（1）皮肤自主神经受损会导致皮肤肌肉萎缩、皮脂腺分泌减少、皮肤干燥。

（2）感觉神经受损，感觉下降或镇痛。常常出现皮肤损伤而不自知，对刺激的感知缺失，从而失去了自卫性保护能力。

（3）运动神经受损活动能力下降，导致血运减慢，回流不畅，血液淤积而继发水肿和皮肤破溃。

4.凝血机制障碍

会造成伤口大量出血及不易止血，使得一些创伤性的伤口治疗，如清创无法进行。另外，一些基础疾病（如白血病、血友病、再生障碍性贫血等）可造成免疫力低下，不仅使伤口愈合的速度减慢，也使伤口的感染机会增加。

5.某些药物的长期应用

免疫抑制剂，激素，具有细胞毒性、非特异性治疗药物的临床应用等，不利于伤口的愈合。过多地使用不仅会抑制毛细血管及新生肉芽组织的形成，同时抑制了免疫细胞的数量及功能，增加了感染的概率。

6.活动障碍

包括主观活动障碍及客观因素导致的活动障碍。

（1）主观性活动障碍：主要是因为患者自己不愿意活动、害怕活动，如长期卧床而拒绝翻身。多见于老年性痴呆患者。

（2）客观性活动障碍：由于疾病等客观原因，患者不能自主活动；或是被迫体位，致使患者无法活动。如瘫痪患者，心力衰竭导致呼吸困难而被迫端坐卧位的患者等。

7.肥胖

脂肪组织的血液供应相对较少，有学者认为，当手术部位皮下脂肪组织超过3cm会增加术后发生脂肪液化的概率。而且，过多的皮下脂肪组织会导致皮肤张力增加，不利于Ⅰ期愈合。

8.其他

患者已接受的正规治疗的程度。

（三）营养评估

机体合理的营养状态与人体的健康有着密不可分的关联，正确评估患者的营养状况，并采取适宜的措施，能促进伤口愈合及患者的康复。伤口愈合的各个阶段都离不开细胞的增生，只有充足的营养状态才能为细胞的快速增生提供强有力的支持。

1）各种营养物质对伤口愈合的影响，创伤后机体对营养需求是增高的

（1）蛋白质：创伤后会造成机体蛋白质的丢失与缺乏。一是由于伤口流失，二是创伤后全身组织处于分解状态导致机体出现明显的负氮平衡。蛋白质缺乏状态会减慢人体组织的生长与修复，导致伤口不易愈合；还可影响免疫细胞的吞噬作用，导致感染的高危状态。

（2）糖类：是生命细胞结构的主要成分及主要供能物质，并且有调节细胞活动的重要功能。其中，白细胞的能量来源就离不开它，在伤口愈合停滞期，白细胞足够强的抗感染和吞噬活性是伤口纤维组织形成的前提条件。

（3）脂肪：是构成组织细胞膜的基本成分，它具有内分泌功能和可能的干细胞多分化潜能，是创伤修复过程中不可或缺的重要环节，目前，脂肪细胞尚有许多作用未被了解，但其在将来创伤机制研究中充当重要角色。

（4）维生素：是机体为维持正常的生理功能而必须从食物中获得的一类微量有机物质，在生长、代谢、发育过程中发挥着重要的作用。维生素的缺乏不仅会影响机体的健康，还会造成维生素缺乏症。与伤口愈合密切相关的维生素主要有B族维生素和维生素C。维生素C是胶原合成中脯氨酸与赖氨酸羟化作用所必需的物质。已有研究表明，伤口愈合过程需大量维生素C。

（5）微量元素：人体内含有多种微量元素，它们是构成人体组织和维持人体生理正常功能所必需的元素。在这些必须元素中，任何一种元素的过量或不足，都会影响人体的健康。因此，应根据具体实际情况，给予相应治疗，从而加速组织再生，促进伤口愈合。

2）营养的评估

（1）主观性评估

了解患者近期的体重变化、饮食情况、病理因素；

直观通过对患者毛发、皮肤、黏膜、肌肉等方面的情况，做初步的营养判定。

（2）客观评估

①测量机体身高体重指数（BMI）：通过计算"体重（kg）/身高（m^2）"，进行营养状态的评价。例如，患者的体重为45kg，身高为1.64m，那么其BMI＝45/1.642＝16.73，为体重过轻。

BMI＜19：体重过轻

BMI20～25：正常

BMI＞25：超重

注意：BMI不适于截肢患者的营养评估。

②营养不良风险筛查—NRS2002（表1-1，1-2）。

表1-1　营养不良风险筛查（NRS2002）—初级评价

初级评价	是	否
1.BMI＜20		
2.是否患者在过去3个月内发生了体重下降		
3.最近1周内患者饮食是否降低		
4.患者病情是否严重		
是：如果任何一个问题的答案为"是"，则按表2进行最终筛查		
否：如果所有问题的答案为"否"，每隔一周要重新进行筛查。如果患者被安排有大手术，则要考虑预防性的营养治疗计划以避免大手术所伴随的风险		

表1-2　营养不良风险筛查（NRS2002）

最终评价					
营养不良状况			疾病严重程度		
0分	无	无营养状况正常	0分	无	营养状况正常
1分	轻度	3个月内体重丢失大于5%，或前1周的食物摄入低于正常食物需求的50%～75%	1分	轻度	慢性疾病急性加重，髋部骨折，恶性肿瘤、糖尿病、肝硬化、长期血液透析者
2分	中度	2个月内体重丢失大于5%，或者体重指数在18.5～20.5之间，加上受损基本营养状况；或前1周的食物摄入量为正常食物需求量的25%～60%	2分	中度	腹部大手术、卒中、取症肺炎、血液系统恶性肿瘤
3分	轻度	1个月内体重丢失大于5%，或者体重指数小于18.5，加上受损基本营养状况；前1周的食物摄入量为正常食物需求量的0%～25%	3分	轻度	头部损伤、骨髓移植、重症监护室的患者（APACHK＞10）
		Score：＋			Score：＝Total score：
年龄：如果年龄≥70岁，在总分基础上加1分					
分数≥3分：说明患者存在营养风险，需要营养支持					
分数＜3分：患者需要每周重测。如果患者被安排有大手术。则要考虑预防性的营养治疗计划以避免大手术所伴随的风险					

（3）生物电阻分析。

（4）实验室检查：血清蛋白测量和血红蛋白检测是与营养有关的生物检测指标，应根据患者个体状况定期监测评估。

3）制定目标和实施营养计划

（1）计算营养需求量，制订营养目标和计划。

（2）根据营养估计结果，护士需与患者及家属共同讨论制订营养目标和计划。

4）实施计划

（1）营养计划的实施者包括护士、患者、家属、营养师及医生，是一个团队合作过程。

（2）在充分了解患者的营养需求后，护士要与患者及其家属共同讨论营养计划的实施步骤和方法，根据患者客观情况，如病情、进食能力、肠内营养的消化吸收能力，制订实用、有效的进食计划表，指导患者少量多餐，根据患者机体接受能力及主观感受及时调整，改进方案以使其更加合适患者。

（3）肠外营养主要针对一些因为暂时或永久不能进食，或进食后不能吸收的患者，可以通过肠外静脉输注营养的方式，给患者提供营养元素，纠正营养不良，改善营养状态。护士应严格无菌操作，严格执行肠外营养临床实施细则，给患者提供安全有效的治疗，将并发症的发生概率降到最低程度。

5）再次检测评价

（四）疼痛评估

疼痛是我们重要的感觉之一，它可以警示我们避免危险和伤害，但同时也带来了一些不舒适的感觉，它不但会影响到我们的生活质量和生理功能，甚至产生疼痛性休克等不良后果。与伤口疼痛有关的包括：创伤性疼痛、炎性痛、癌性疼痛等。

为了给患者提供有效安全的止痛措施，医护人员要学会评估疼痛，了解疼痛的发生机制及特点，才能有针对性的给予有效护理。

评估内容：

1.了解疼痛发生的原因

（1）直接创伤：受到刺激产生的疼痛。

（2）强力牵拉：如撕脱伤。

（3）继发原因：如受伤水肿、继发感染等原因。

（4）活动不当：如过度活动所致软组织及关节受损。

（5）中枢性疼痛。

（6）癌性疼痛。

2.受伤情况

如受伤的时间、具体过程等。

3.评估疼痛特点

（1）疼痛的位置：定位可在人体平面图上让患者勾画疼痛部位及分布，或直接描述。

（2）疼痛时间：疼痛初次出现的时间，疼痛呈持续性、间断性、治疗时，或者夜间痛等，每次疼痛持续的时间，疼痛过程的变化。

（3）疼痛的性质：由于引起疼痛的病因及发生机制的不同，可分为钝痛、酸痛、胀痛、闷痛、锐痛、刺痛、切割痛、灼痛、绞痛等。

4.疼痛程度的评估

国内外的医护人员进行了大量的研究，已研制了多种"疼痛程度评估工具"，目前较为普遍使用的疼痛程度评估工具有单维度和多维度两大类别。另外，国内外文献对于儿童和新生儿的疼痛评估工具也做了研究和对比。

（1）单维度疼痛评估工具（仅用于疼痛强度的评估）：如视觉模拟评分法（VAS），通常采用10km长的直线，两端分别标有"无疼痛"（0）和"最严重的疼痛"（10），患者根据自己所感受的疼痛程度，在直线上某一点做记号，以表示疼痛的强度，是一种简单、有效的测量方法，已广泛地用于临床和研究工作中。语言描述评分量表（VRS），采用形容词来描述疼痛的强度，将疼痛分为不同的程度，如轻微疼痛、中度疼痛、中重度疼痛、重度疼痛和最剧烈的疼痛，每个形容词都有相应的评分，以便于定量分析疼痛。Wong-Banker面部表情量表又称"脸谱法"，采用不同面部表情的脸谱来代表不同的疼痛程度，要求患者选择能够代表自己疼痛程度的脸谱，此法简单直观，主要适用于3岁及以上的患者。数字评分法（NRS），用0～10分代表不同程度的疼痛，0分为无痛，10分为剧痛，通过询问患者，让患者自己圈出一个最能代表自身疼痛程度的数字，此法在国际上较为通用，尤其是青少年比较适用。

（2）多维度的疼痛评估工具：如McGill疼痛情况调查问卷（MPQ），包括四类20组78个疼痛描述词，以强度递增的方式排列，从感觉、情感、评价和非特异类4个方面因素以及现时疼痛强度（PPI）进行较全面的评价。MPQ具有很高的效度，但是要求患者有较高的阅读能力和智力水平。疼痛相关行为观察评估技术（OPBRT），适用于智力障碍的患者，内容包括表情、哭闹、体位、血压、心率和呼吸等指标，以供不能表达疼痛患者的评估。

（3）其他评估工具：如神经选择性电流知觉阈值测量法，这是自动定量电生理学诊断法的电流知觉阈值及疼痛耐受阈值评价法，是检测感觉神经功能的新方法，近年来比较受重视。

（五）心理-社会因素评估

内容包括患者的心理状态、家庭状况、社交状况、教育背景、工作、经济、地域文化及宗教信仰等因素评估。通过这些因素的评估，可以帮助我们全面了解患者，并可以准确地结合客观情况采取治疗护理措施。

第二节　伤口的局部评估

一、伤口测量

伤口测量的方法有：线状测量法、拍照法、伤口描绘法、体表面积测量法、容积测量法。目前临床最常用的是线状测法，即使用一次性直尺测量并统一记录。以厘米为伤口大小的测量单位。

伤口测量的内容有以下几个方面：

（一）伤口表面的测量

用直尺测量伤口的最长处及最宽处，伤口长度的测量应与人体的长轴平行，宽度的测量应与人体的长轴垂直。

（二）伤口深度的测量

伤口深度是指以伤口的最深部为底部测量其垂直于皮肤表面的深度。测量方法为：戴上无菌手套，将无菌棉签（或无菌专用探针）垂直于患者伤口表面慢慢放入伤口的最深部，用无菌镊子平齐于伤口表面夹住棉签（或以大拇指及示指固定在无菌棉签上与伤口表面平行处的点），取出棉签，用一次性厘米刻度尺测量棉签顶端到镊子（或到手指部分）的长度。

（三）潜行测量

伤口皮肤边缘与伤口床之间的袋状空穴称为潜行。潜行隐藏在伤口皮缘下肉眼不易直观看到，通常外表可见伤口边缘有内卷，周围组织有局部或广泛的炎症反应。潜行采用"时钟法"描述，以伤口与患者头部相对应的点为12点，相反方向为6点，以顺时针方向测量描述。如描述潜行在某点位置，深度为多少厘米，或潜行为某点至某点，最深度为多少厘米。测量时可使用无菌棉签或探针沿伤口边缘慢慢深入至潜行基底最深处，棉签与皮肤表面平齐点到棉签头的距离即为潜行的深度。

（四）窦道

是指周围皮肤和伤口床之间形成的纵形腔隙。窦道基底有盲端，可使用探针测量（测量方法同潜行）。对于不便使用探针测量较深的窦道，或深部存在大血管的部位，安全起见，可进行皮表B超检查。

（五）瘘管

是指两个空腔器官之间或从一个空腔器官到皮肤之间的通道，瘘管至少有2个以上出口，无盲端，伤口表面与体内脏器相通。可进行B超、造影等方式测量。

二、伤口局部评估

（一）伤口发生原因

包括受伤原因（外伤所致、压力所致或其他因素）、伤口形成的环境因素、伤口的污染程度、伤口受损时间（伤口受伤时间、伤口持续时间）。

（二）伤口类型

（1）按照伤口是否污染分类清洁伤口、污染伤口、感染伤口。

（2）按照伤口愈合时间分类急性伤口、慢性伤口。

（3）按照伤口病因分类机械性损伤、化学性损伤、电击伤、血管内分泌病变、放射性损伤、压力性损伤、癌性伤口等。

（三）伤口位置

主要以伤口所在人体的解剖部位进行描述，如骶尾部压疮。

（四）伤口大小

评估伤口大小包括伤口的长度、宽度和深度的测量以及对伤口有无潜行、窦道及瘘管的评估。具体的伤口测量方法见上。

（五）伤口临床分期

按照伤口类型的不同，其伤口分期各有区别，详见各相关章节。

（六）伤口基底颜色

1.伤口基底颜色

可分为红、黄、黑及混合型。

（1）红色伤口：伤口基底可见暗红、浅红、深红、粉红等表现。组织性状描述可为颗粒状、质地柔软或坚硬、触之易出血等。

（2）黄色伤口：伤口基底表现为黄色坏死腐肉组织，可以湿性、干性的形式存在，过度脱水后，可转变为黑色焦痂。

（3）黑色伤口：伤口表面覆盖着焦痂以及厚厚的一层坏死组织，如黑色表面干痂、焦痂，甚至有的表现为皮革样痂壳。

（4）混合型伤口：伤口内有不同颜色的组织。

2.伤口的基底情况

可用伤口床的颜色所占的百分比来描述，用25%、50%、75%及100%表示，如伤口内黑色组织占25%，黄色组织75%。

（七）伤口渗出液

伤口渗液的评估包括伤口渗出液的量、颜色和性状的评估。

1.伤口渗液量

临床主要根据Mulder提出的标准描述为无渗出、少量渗出、中量渗出及大量渗出。无渗出指伤口24h更换的纱布干燥；少量渗出指伤口24h渗出每天更换1块纱布；中量渗出指伤口24h渗出量在5～10mL，每天至少需要1块纱布但不超过3块；大量渗出指伤口24h渗出量＞10mL，每天需要3块或更多纱布。

2.渗出液颜色

红色、黄色、褐色、绿色、白色、黑色等。

3.渗出液性状

脓性（可表现为黄色、绿色的黏稠状渗出）、血性（暗红色、褐色的陈旧性出血或鲜红色的活动性出血）、浆液性（透明、清亮的血清样渗出）等。

（八）伤口气味

正常的伤口应该是无异味的，在及时更换敷料后如果发现伤口有异味，则意味着伤口有感染，伤口呈粪臭味提示可能伴有大肠埃希菌或金黄色葡萄球菌感染，伤口呈腐臭味提示可能伴有G-细菌感染，伤口呈腥臭味提示可能伴有铜绿假单胞菌感染，伤口呈恶臭味提示可能伴有混合感染。

（九）伤口边缘

可提供伤口持续时间及受伤原因等信息，以提示我们应去寻找影响伤口愈合的因素。通常伤口边缘紧贴伤口基底，若伤口边缘出现了与基底分离或向内卷曲，则表示伤口可能发生变化；伤口边缘若出现增生或瘢痕，则表示伤口持续时间较长。

（十）伤口周围皮肤

评估内容包括伤口周围皮肤的颜色、温度及完整性（正常、水肿、糜烂、色素沉着、红肿、浸渍、过敏、弹性改变等）。如伤口周围皮肤出现红、肿、热、痛，可能意味着伤口处于感染状态；如伤口周围皮肤长期受渗出液的浸渍，会使周围皮肤呈苍白或灰色；如下肢伤口周围皮肤出现较重的色素沉着，则提示患者可能有下肢静脉性溃疡。

（十一）伤口细菌培养

通过伤口分泌物细菌培养，可以更客观地了解引起伤口感染的细菌种类、伤口细菌定植、繁殖情况，以便有针对性的控制感染，避免滥用抗生素后所带来的各项不良后果。

1.开放性伤口细菌采样方法

用生理盐水彻底冲洗伤口，去除伤口表面的分泌物，采用"十点法"取样，使用无菌棉签以顺时针或反时针的方式旋转，将棉签的末端在伤口上施以一定的压力将伤口内液体挤出。若伤口很小，无法使用"十点法"取样的，可用棉签挤压伤口深部组织并滚动蘸取组织渗液。做厌氧菌培养时应深入伤口内部取样。在进行伤口采样时应避开脓性液、黑痂或硬痂处，避免棉签蘸到伤口外围皮肤。

2.封闭性脓肿取样方法

在脓肿临界健康皮肤上常规消毒，局部浅表麻醉，使用无菌空针进行脓肿深部穿刺抽吸取样。

（十二）伤口疼痛评估

伤口疼痛提示伤口可能存在感染、创伤、异物、血管及神经病变或其他不良刺激等问题，医护人员需明确问题所在，才能对症处理。在进行伤口清洁、清除坏死组织及更换伤口敷料等伤口治疗和护理时，要最大限度地降低患者的疼痛。

第二章 损伤患者的护理

第一节 损伤概论

损伤是指各种致伤因素作用于人体所导致的组织结构破坏和生理功能障碍。无论平时或战时，损伤均多见，故在外科领域中占有重要地位。

一、分类

损伤的原因可分四类。

（一）机械因素

如锐器切割、钝器打击、重力挤压、火器射击等所致的损伤，通常又称为创伤。

（二）物理因素

如高温、低温、电流、放射线、激光等，可造成相应的烧伤、冻伤、电击伤、放射伤等。

（三）化学因素

如强酸、强碱可致化学性烧伤，战时可受化学战剂染毒造成化学伤。

（四）生物因素

如虫、蛇等咬伤或蜇伤，可带入毒素或病原微生物致病。

各种致伤因素所致的损伤各有其特殊性，必须根据其特点进行救治。

二、伤口修复过程及影响因素

（一）伤口的修复过程

以软组织创伤为例，分为以下三期。

1.炎症期

伤后3～5天。主要是伤口的血凝块暂时填充创腔使伤口粘连闭合，继而纤维蛋白取代血凝块并在局部构成网架，起到止血、封闭伤口的作用。

2.增生期

伤后1～2周。炎症期过后，伤口内成纤维细胞、血管内皮细胞和毛细血管大量增生，形成肉芽组织，随着胶原纤维的增多肉芽组织逐渐变为瘢痕组织，架接于断裂的组织之间而使伤口愈合。

3.塑形期

约需1年时间。随着患者机体状态的好转和运动功能的恢复，在运动应力和多种酶的作用下，瘢痕内的胶原纤维和其他基质又被转化和吸收，并改变排列顺序，使瘢痕软化，并仍保持张力强度。

（二）伤口愈合的类型

1.一期愈合

又称原发愈合。组织修复以原来细胞为主，修复处仅含少量纤维组织。伤口边缘整齐、严密、平滑、呈线状，愈合时间短，愈后功能良好。

2.二期愈合

又称瘢痕愈合。组织修复以纤维组织为主，见于组织缺损较多、创缘分离较远或继发化脓性感染的伤口，由肉芽组织充填创腔形成瘢痕而愈。伤口瘢痕明显，愈合时间长，愈合后影响美观和功能。

（三）影响修复的因素

有局部因素和全身因素两个方面。

1.局部因素

如局部感染、异物存留、失活组织过多、缺损组织过大、血液循环障碍、治疗方法不当等。

2.全身性因素

如高龄、营养不良、低蛋白血症、贫血、肥胖、慢性疾病（如糖尿病、肝硬化、结核、尿毒症、肿瘤）、使用某些药物（如肾上腺皮质激素、细胞毒药物）、免疫功能低下（白血病或艾滋病）等。

三、护理评估

（一）健康史

向伤者、家属或目击者了解受伤经过、受伤后的表现及现场救治的情况，转送途中的处理及病情变化。

1.闭合性损伤

（1）挫伤。

（2）扭伤。

（3）挤压伤。

（4）爆震伤。

2.开放性损伤

（1）擦伤。

（2）切割伤。

（3）刺伤。

（4）裂伤。

（5）撕脱伤。

（6）火器伤。

（二）身体状况

了解受伤的部位、疼痛和功能障碍的程度。检查受伤局部有无肿胀、青紫、瘀斑、血肿、伤口、出血、压痛及功能障碍等；观察有无生命体征、意识及瞳孔等改变，注意有无休克征象及其他部位受伤的表现。

（三）辅助检查

了解实验室检查、影像学检查、诊断性穿刺、置管灌洗等检查的结果，以对受伤的部位或脏器、创伤性质及严重程度等作出判断。

（四）心理-社会状况

了解患者及其家属的心理状态，观察有无因突发创伤而引起的恐惧、焦虑；了解患者及其家属对急性事件的应对能力，对创伤可能引起肢体功能障碍、形体改变的承受能力；还应了解家庭、社会对患者的支持情况。

四、护理诊断/合作性问题

（一）疼痛

与创伤引起组织损伤有关。

（二）组织完整性受损

与开放性伤口皮肤、黏膜的防御和保护功能受损，组织器官受损伤、结构破坏有关。

（三）体液不足

与创伤后出血、失液有关。

（四）体温过高

与创伤后炎症反应或并发感染有关。

（五）焦虑、恐惧

与创伤的刺激、担心预后不良等有关。

（六）潜在并发症

感染、休克、多器官功能障碍综合征等。

五、护理目标

（1）疼痛缓解。

（2）伤口得到妥善处理。

（3）体液得到及时的补充，生命体征平稳。

（4）体温恢复至正常范围。

（5）焦虑、恐惧程度减轻。

（6）并发症得到及时预防和处理。

六、护理措施

（一）急救

抢救生命，包扎伤口，伤情评估，有效固定，迅速、安全、平稳地转送。

（1）除去致伤因素，避免继续损伤。

（2）优先抢救呼吸心跳骤停、窒息、大出血、开放性或张力性气胸、休克、内脏脱出等，以挽救生命。

（3）控制出血：包扎伤口，止血，对开放伤口用消毒敷料或干净布类覆盖、包扎伤口，以防进一步污染。对一般伤口出血，用较多敷料加压包扎即可，四肢大动脉损伤采用止血带止血。

（4）临时固定，对有骨折或关节损伤的肢体用夹板或就地取材作临时固定，疑有脊柱骨折的患者，以平托法或滚动法将患者平卧在硬板床或硬地上。

（5）采取适当方法止痛。

（6）据伤情采用适当运输工具迅速送到就近的医疗单位进行治疗。

（二）体位

血压不稳者，取平卧位或仰卧中凹位。血压平稳者，可根据受伤的部位安置合适卧位，如颅脑损伤取床头抬高15°～30°卧位；胸、腹部损伤取半卧位；肢体损伤将患肢抬高；脊柱损伤取平卧位；伴昏迷者，采用侧卧位或侧俯卧位等。

（三）配合全身治疗

1.纠正休克

迅速建立2～3条静脉通路，根据医嘱输液、输血、应用血管活性药物等；合理安排输液种类和调整输液速度，以尽快恢复有效循环血量，并维持循环稳定。

2.预防感染

按医嘱使用抗生素和破伤风抗毒素，有过敏反应的抗生素及破伤风抗毒素使用前应做过敏试验。

3.镇静止痛

遵医嘱给予镇静止痛药物，但对不排除内脏损伤者禁止使用吗啡类镇痛药物。

4.营养支持

提供高蛋白、高维生素、高热量、易消化饮食，鼓励患者多饮水，对摄入不足者遵医嘱静脉补液；严重营养不良者，遵医嘱行肠内或肠外营养，必要时输注血浆、人血白蛋白或全血等。

（四）配合局部治疗

1.闭合性损伤

（1）伤肢抬高15°～30°，以利血液固流，减轻肿胀和疼痛；局部可用夹板、绷带等包扎固定，以保护局部，限制出血，减轻疼痛，避免加重损伤。

（2）小范围的软组织损伤，24h内可给予冷敷，以减少渗血和肿胀；48～72h后给予热敷，以促进渗出吸收和炎症消退。

（3）必要时可遵医嘱外敷中药、西药，以消肿止痛。

（4）病情稳定后，可予局部理疗、按摩，并指导功能锻炼。

2.开放性损伤

按手术要求做好必要的术前准备，如备皮、药物过敏试验、配血、输液。配合医生进行清创。清创术又称扩创术，是处理污染伤口的一种方法，也是外科常用的基本技术。

（四）观察病情

观察经过全身和局部治疗后，病情是否好转并趋于稳定，伤后出现的生理功能紊乱是否逐渐被纠正，有无出现新的症状和体征。若出现烦躁不安、面色苍白、脉率增快、血压下降、手足冰凉等，应考虑发生了创伤性或失血性休克。若出现尿量减少、尿比重下降、肌红蛋白尿、氮质血症等，应警惕合并急性肾功能衰竭；若出现呼吸急促、呼吸困难进行性加重、发绀、且不因氧疗而改善，应怀疑急性呼吸窘迫综合征。一旦考虑上述情况，应及时报告医生，并协助处理。

七、健康指导

教育人们加强安全意识，做好安全防护，减少各类创伤的发生。教育人们一旦发生创伤，不要惊慌，拨打急救电话，并进行自救。指导恢复期的患者，遵医嘱进行功能锻炼，以预防伤部或伤肢功能障碍；还应告知其定期到医院复诊，以了解创伤恢复的全面情况。

第二节　清创术与更换敷料

一、清创术

（一）定义

清创术又称扩创术，是一种处理创口的基本方法，主要方法是对新鲜开放性污染创口进行清洗去污、清除血块和异物、切除失去生机的组织、缝合伤口，使之尽量减少污染，甚至变成清洁伤口，达到一期愈合的措施，有利受伤部位的功能和形态的恢复。

（二）清创术前准备

（1）清创前须对伤员进行全面评估，如有休克，应先抢救，待休克好转后争取时间进行清创。

（2）如颅脑、胸部、腹部有严重损伤，应先予处理。如四肢有开放性损伤，应注意是否同时合并骨折，拍X线片协助诊断。

（3）协助患者采取适当的体位；疼痛严重者，遵医嘱给予镇痛药，以减轻疼痛。

（4）如伤口较大，污染严重，应预防性应用抗生素，在术前1h、术毕分别用一定量的抗生素。

（5）注射破伤风抗毒素，轻者用1500U，重者用3000U。

（6）准备清创所用器械和物品，并按急诊手术做好皮肤准备、交叉配血、药物过敏试验、麻醉前用药，遵医嘱插胃管、导尿管等。

（三）操作步骤

1.麻醉

上肢清创可用臂丛神经或腕部神经阻滞麻醉，下肢可用硬膜外麻醉，较小、较浅的伤口可使用局麻，较大及复杂、严重的则可选用全麻。

2.清洗去污

分清洗皮肤和清洗伤口两步。

（1）清洗皮肤：用无菌纱布覆盖伤口，再用汽油或乙醚擦去伤口周围皮肤的油污。术者常规戴口罩、帽子，洗手，戴手套，更换覆盖伤口的纱布，用软毛刷蘸消毒肥皂水刷洗皮肤，并用生理盐水冲净。然后换另一个毛刷再刷洗一遍，用消毒纱布擦干皮肤。两遍刷洗共约10min。

（2）清洗伤口：去掉覆盖伤口的纱布，以生理盐水冲洗伤口，用消毒镊子或纱布球轻轻除去伤口内的污物、血凝块和异物。

3.清理伤口

（1）施行麻醉，擦干皮肤，用碘酊、酒精消毒皮肤，铺盖消毒手术巾准备手术。术者重新用酒精或新洁尔灭液泡手，穿手术衣、戴手套后即可清理伤口。

（2）对浅层伤口，可将伤口周围不整皮肤缘切除0.2～0.5cm，切面止血，消除血凝块和异物。切除失活组织和明显挫伤的创缘组织（包括皮肤和皮下组织等），并随时用无菌生理盐水冲洗。

（3）对深层伤口，应彻底切除失活的筋膜和肌肉（肌肉切面不出血，或用镊子夹镊不收缩者表示已坏死），但不应将有活力的肌肉切除。有时可适当扩大切口和切开筋膜，处理较深部伤口，直至伤口比较清洁，并显露血液循环较好的组织。

（4）如同时有粉碎性骨折，应尽量保留骨折片。已与骨膜分离的小骨片应予以清除。

（5）与浅部贯通伤的出入口较近者，可切开组织桥，变两个切口为一个。如伤道过深，不应从入口处清理深部，而应从侧面切开处清理伤道。

（6）伤口有活动性出血，在清创前可先用止血钳钳夹，或临时结扎止血。待清理伤口时重新结扎，除去污染线头。渗血可用温生理盐水纱布压迫止血，或用凝血酶等局部止血剂。

4.修复伤口

（1）清创后再次用生理盐水清洗伤口。再根据伤口污染程度、大小和深度决定是开放还是缝合，是一期缝合还是延期缝合。未超过12h的清洁伤可一期缝合；大而深的伤口，在一期缝合时应置引流条；污染重的或特殊部位不能彻底清创的伤口，应延期缝合，即在清创后先于伤口内放置凡士林纱布引流条，待4～7日后，如伤口组织红润，无感染或水肿时，再缝合。

（2）头、面部血管丰富，愈合力强，损伤时间虽长，只要无明显感染，仍应争取一期缝合。

（3）缝合时，不应留有无效脑，张力不能太大；对重要血管损伤应修补或吻合；对断裂的肌腱和神经干应修整缝合；暴露的神经和肌腱应以皮肤覆盖；开放性关节腔损伤应彻底清洁后再缝合；胸、腹腔的开放性损伤应彻底清创后，放置引流管或引流条。

（四）注意事项

（1）伤后8h以内的开放性伤口应行清创术，8h以上而无明显感染的伤口，如伤员一般情况好，亦应行清创术。如伤口已有明显感染，则不清创，仅将伤口周围皮肤擦净，消毒周围皮肤后，敞开引流。

（2）伤口清洗是清创术的重要步骤，必须反复用大量生理盐水冲洗。选择局麻时，只能在清洗伤口后麻醉。

（3）清创时既要彻底切除已失去活力的组织，又要尽量保护和保留存活的组织，这样才能避免伤口感染，促进愈合，保存功能。

（4）避免张力太大，以免造成缺血或坏死。

（5）伤口引流条，一般应根据引流物情况，在术后24～48h内拔除。

（6）伤口出血或发生感染时，应立即拆除缝线，检查原因，进行处理。

（五）清创术后护理

术后做好伤口换药，并观察有无感染征象；术后24～48h拔除伤口内引流物；对二期缝合者，若伤口无感染，在术后2～3日做好伤口缝合准备；对有骨与关节损伤，血管、神经、肌腱损伤修复术后和植皮术后，均应用石膏固定肢体；肢体受伤者应抬高患肢，制动观察肢端感觉、运动、肿胀、皮肤颜色和温度及动脉搏动情况，若有异常应及时协助处理；病情稳定后指导患者进行功能锻炼。

二、换药

各种损伤形成的伤口经过处理后还需要定期换药，也就是更换敷料。给伤口换药，目的是清洁伤口和保护创伤面，促进伤口愈合。通过换药，又可以观察伤口的情况，以便采取相应的治疗措施，促进伤口更快、更好的愈合。

（一）换药室的设备及管理

1.换药室的设备

外科门诊及住院病区均设有专门的换药室。换药室除供患者换药外，还可进行简单的治疗操作，亦称处置室。室内配备有换药台、换药车、诊疗台、无菌物品柜、肢体扶托架、污物桶、污染器械浸泡消毒桶、消毒锅、洗手设施、紫外线灯、臭氧消毒机、换药碗（盘）、换药器械、各种敷料及引流用物、外用药物（表2-1）等。

表2-1 换药常用药品溶液及适应证

适应证	常用药品、溶液
皮肤消毒	70%乙醇、2.5%碘酊、0.5%碘伏
一般创面	生理盐水、凡士林纱布
脓腔及创面冲洗	生理盐水、3%过氧化氢、0.1%氯己定
水肿肉芽	3%～5%氯化钠、30%硫酸镁
铜绿假单胞菌感染	1%苯氧乙醇、0.5%乙酸、1%～2%磺胺嘧啶银
厌氧菌感染	3%过氧化氢、0.05%高锰酸钾、优琐儿
慢性溃疡	碘伏、20%鞣酸
真菌感染	碘甘油、克霉唑
局部炎症早期	10%～20%鱼石脂软膏、止痛消炎膏

2.换药室的管理

（1）换药室的要求：换药室应宽敞明亮，通风、照明良好，空气清洁，温度适宜，应有洗手和清洁洗刷设备。室内布局合理，紫外线灯每天定时照射消毒，地面、墙壁应便于清洗。对需要在病房内换药的患者，换药前半个小时内不可铺床和扫地。

（2）换药室的位置：换药室和病房之间的距离不能太远或太近，一般设在病房的一端，既便于患者到达，又不与病房紧密相连，防止交叉感染。

（3）换药室的管理：换药室必须有专人负责管理，严格执行清洁、消毒制度，按时消毒。保证器械、药品、敷料等物品的齐全和供应。一般换药应集中在每天的固定时间进行。

（4）换药台或换药车上的物品通常分三排摆放。

①后排：放置体积较大的瓶罐类，如无菌持物钳浸泡容器、无菌纱布储槽等。

②中排：放置体积较小的有盖容器，如各类消毒棉球罐、各类引流条罐等。

③前排：放置三个有盖方盘。第一盘用作器械浸泡消毒，用过的器械洗涤擦干后浸泡于其中；第二盘用作器械储存，消毒后的器械从第一盘移至此盘中储存备用；第三盘用作器械清洗，将器械从第二盘取出在此盘中清洗后使用。

（二）换药的原则

1.无菌原则

凡接触伤口的器械、敷料及物品均应灭菌，换药操作过程应严格执行无菌操作规程，避免发生医院内感染。

2.换药顺序

先对清洁伤口换药，再对污染伤口换药，最后对感染伤口换药。特异性感染伤口，应由专人换药，用过的器械要经专门处理后再灭菌，换下的敷料等应焚烧。

3.换药次数

依具体情况而定，过于频繁地换药，可能损伤肉芽组织或增加伤口感染的机会。一般缝合切口术后第3日换药，若无感染或敷料潮湿、脱落等情况，直至拆线时再换药。分泌物不多，肉芽生长良好的伤口，可隔日换药；感染严重、分泌物较多的伤口，应每日1次或数次换药，必要时可行湿敷。

4.局部用药和引流

对无感染的浅表创面可不使用药物，只在其表面用凡士林纱布保护；对感染重、脓性分泌物多、水肿等创面，可采用适宜的药液纱条湿敷；对脓腔伤口应采用药液纱条引流。伤口内放置的预防性引流物如橡皮片，一般在手术后24～48h无明显引流液时即可拔除；用于深部的引流管，应根据引流需要，在引流液明显减少或感染基本控制时拔除；用于深部感染的烟卷引流，在每次换药时应转动并外拔和剪去少许，逐渐拔除。

（三）换药前准备

1.操作人员准备

了解伤口的情况（伤口类型、有无引流等），换药操作人员应着装整洁，戴口罩和帽子，洗手。

2.用物准备

一般准备无菌换药盒1个，内装镊子2把，酒精棉球、生理盐水棉球、药液纱条、纱布块等若干，必要时准备探针、缝针、手术刀、手术剪、止血钳等。若使用换药碗，应准备

2个，一个内装换药用物品，另一个扣盖其上。此外，还要准备胶布、绷带等其他物品。

3.环境准备

清晨，避开进食及家陪，原则上在换药室进行，室内应空气清洁、光线充足、温度适宜。若在病房换药，应准备屏风：换药时及换药前半小时不可扫地、铺床，不要在患者吃饭，睡觉、会客等时间换药。

4.患者准备

通知患者并做好解释工作，以消除其紧张情绪，取得信任和配合，能行走者则在换药室内进行换药。向患者解释换药的目的、程序及需要配合的方法，帮助采取既舒适又能充分显露伤口的体位。

（四）操作步骤

1.揭开创面敷料

洗净双手，由外向里揭胶布，要轻柔。先用手揭去外层敷料，再用镊子夹去内层敷料，如果内层已粘贴在伤口上，应用生理盐水或3%过氧化氢溶液浸湿纱布，再轻轻揭开。切勿强制拉开，以免损伤伤口，引起出血。

2.换药实施

应用"双镊法"或"双血管钳法"，一脏一净，两手各执一把镊子，一把镊子接触伤口，另一把镊子专夹清洁棉球及敷料。伤口周围皮肤用碘伏以切口为中心由内向外擦拭两遍。可用生理盐水棉球轻擦创面，检查伤口有无感染。

清洁时由内向外，棉球的一面用过后，可翻过来用另一而，然后弃去。双手执镊法，左手持镊自换药碗中取酒精棉球，递至右手镊子中，两把镊子不可接触。

3.固定敷料

应用无菌纱布将伤口盖上，分泌物多时加棉垫，用胶布固定。也可根据伤口情况，敷以药物纱条或适当安放引流物。

4.胶布粘贴法

适当的宽度、长度，方向与肢体或躯体的长轴垂直，根据情况使用绷带或胸腹带。

（五）注意事项

（1）向患者说明开始换药，使患者有思想准备。换药时请家属离开病室，勿让家属围观。冬天时关好门窗，注意保暖。

（2）严格遵守无菌操作的原则，着装符合要求，每次换药前需洗手。

（3）从换药车上按无菌操作规范正确取出换药器械和敷料。各种无菌棉球、敷料从容器中取出后不得放进原容器内。

（4）用手揭除最外层敷料，用镊子按无菌操作揭去内层敷料。

（5）严格按"双镊法"操作，无污染无菌敷料的动作。每次只用一只棉球擦洗伤口深部（不是几只一起）。

（6）正确选用外用药品种（指生理盐水、凡士林、抗生素或优琐儿溶液等）。

（7）正确填塞纱布条（到伤口底部，不紧塞，器械不交叉），注意取出伤口内的异物如线头、死骨、弹片、腐肉等，并核对引流物的数目是否正确。

（8）正确覆盖敷料（纱布覆盖面边缘至少超过伤口3cm），胶布固定牢靠。

（9）换药后按规定正确处理污物。

（10）注意换药顺序：先换无菌伤口，后换有菌伤口；先换感染轻的伤口，后换感染重的伤口；先换一般感染伤口，后换特殊感染伤口。

（11）态度和蔼、动作轻巧、迅速敏捷，注意保护健康组织。

（12）高度污染的伤口（气性坏疽、破伤风等）必须进行床旁隔离，包括：穿隔离衣，物品尽量简单，污物焚毁，器械加倍消毒，消毒液洗手，避免交叉感染。

（六）换药后护理

换药完毕，了解患者感受，给予安慰鼓励。帮助患者采取舒适的体位，整理好床单，若衣被污染应及时更换。换下敷料倒入污物桶内；所用器械清洗后放到指定地点，准备打包、灭菌，锐利器械按要求放入消毒盘中浸泡消毒；破伤风、铜绿假单胞菌感染患者换下的敷料应随即焚烧，使用后的器械用1%过氧乙酸溶液浸泡30min，清洗后再高压蒸汽灭菌。

第三节　烧伤患者的护理

一、概念

烧伤是由热力、化学物品、电流、放射线等因素作用于人体所引起的损伤。狭义的烧伤，是指单纯由高温造成的热力烧伤，临床上最为多见，约占烧伤的80%。

二、护理评估

（一）健康史

了解引起烧伤的原因，热力的大小、作用的时间，烧伤后的现场急救情况。

（二）身体状况

1.烧伤面积的计算

有两种计算方法。

（1）中国新九分法（表2-2）：适用于大面积烧伤计算。

表2-2 中国新九分法各部位体表面积的估计

部位/（%）	占成人体表面积/（%）	占儿童体表面积/（%）
头颈部9（9×1）	发部3、面部3、颈部3	9+（12—年龄）
双上肢18（9×2）	双手5、双前臂6、双上臂7	（9×2）
躯干27（9×3）	躯干前13、躯干后13、会阴1	（9×3）
双下肢46（5×9+1）	臀部5、双足7、双小腿13、双大腿21	46—（12—年龄）
合计	100	100

2.深度的估计

采用三度四分法（表2-3）。

表2-3 烧伤深度的估计

深度分类	临床表现	局部感觉
Ⅰ度	红斑，轻度红、肿，干燥，无水疱	灼痛感
浅Ⅱ度	剧痛，水疱较大，去疱皮后创面潮湿、鲜红、水肿明显	剧痛、感觉过敏
深Ⅱ度	小水疱，基底苍白、水肿，干燥后可见网状栓塞血管	痛觉迟钝
Ⅲ度	无水疱，蜡白、焦黄或炭化，干后可见树枝状栓塞血管	痛觉消失

3.烧伤严重程度分类

见表2-4。

表2-4 烧伤严重程度分类

烧伤	轻度	中度	重度	特重度
Ⅱ～Ⅲ度总面积	<10%	10%～29%	30%～50%	>50%
Ⅲ度面积	散在	5%～9%	10%～20%	>20%

注：如伴有休克、严重创伤、化学中毒、呼吸道烧伤等并发症者，虽然面积未达30%也应作为重度烧伤处理。

4.病程分期

（1）休克期：烧伤后迅速出现毛细血管扩张，血浆样液渗出。小面积浅度烧伤，渗液量不多，主要表现为局部水肿和水疱。大面积深度烧伤，由于渗液量较大，可引起急性等渗性脱水，严重者可发生低血容量性休克。烧伤后的体液渗出，自伤后数分钟开始，2～3h加快，8h达到高峰，12～36h减缓，48h后趋于稳定并开始回吸收。因此，烧伤后48h

内最容易出现低血容量性休克，临床上称其为休克期。

（2）感染期：烧伤后第3天进入感染期，皮肤因烧伤而失去防御功能，细菌侵入并在创面及坏死组织中生长繁殖。烧伤感染期有如下三个高峰。

①烧伤后3～7天，创面由渗出转为吸收，将细菌毒素和坏死组织分解产物吸收入血，引起中毒症状，出现高热、脉速、谵妄、神志不清等，但血细菌培养阴性，称创面脓毒症。

②烧伤后2～3周，焦痂开始脱落，创面细菌侵入血液循环引起败血症。血细菌培养阳性。

③烧伤后1个月，与创面长期不愈合、机体抵抗力极度低下有关。感染细菌以葡萄球菌和铜绿假单胞菌为最常见。感染是烧伤患者死亡的主要原因。

（3）修复期：烧伤创面的修复始于伤后5～8天。Ⅰ度烧伤3～7天痊愈，不留痕迹；浅Ⅱ度烧伤2周左右痊愈，留有色素沉着，不留瘢痕；深Ⅱ度烧伤3～4周痊愈，留有瘢痕；Ⅲ度烧伤，小面积可通过瘢痕愈合，大面积必须靠植皮愈合，可形成严重瘢痕，瘢痕挛缩可引起畸形和功能障碍。

三、护理诊断及合作性问题

（一）疼痛
与皮肤感觉神经末梢受到热力刺激及局部炎症反应有关。

（二）皮肤完整性受损
与烧伤所致组织破坏及烧伤深度有关。

（三）营养失调
低于机体需要量与烧伤后机体处于高分解状态、能量摄入不足有关。

（四）有窒息的危险
与呼吸道烧伤引起黏膜脱落有关。

（五）焦虑、恐惧
与疼痛、意外事故打击及顾虑预后有关。

（六）潜在并发症
低血容量性休克、全身性感染、急性肾功能衰竭、急性呼吸窘迫综合征、应激性溃疡等。

四、护理目标

患者疼痛逐渐消失；创面得到妥善处理；能维持较好的营养状况；未发生窒息；焦虑、恐惧程度减轻，潜在并发症得到预防或有效处理。

五、护理措施

（一）现场急救

及时恰当的现场急救处理是关系到烧伤患者生命安危及后期治疗成败的重要因素。现场救护的目的：立即消除致伤原因，抢救生命，正确处理复合伤，保护受伤部位，重症患者及时正确转送，为后续治疗奠定基础。

1.消除致伤原因

将伤员迅速救离火场，扑灭身上的火焰，切忌奔跑或用手扑灭。如为烫伤，衣服被开水浸透时，可用剪刀剪开或撕开脱去，切勿强行拉扯，以免剥脱烫伤的皮肤。中、小面积的烧伤可将肢体浸入冷水中或以凉水持续冲洗，以减轻疼痛和热力对组织的损害。

2.保护创面

创面不做特殊处理，不涂任何带颜色的药液（如红汞、甲紫等）和其他油类，以免影响烧伤面积和深度的判断。可用消毒敷料或干净的被单包裹覆盖，以减少污染，并尽早应用抗生素及破伤风抗毒素，然后送医院进行清创处理。

3.预防休克

如没有合并内脏损伤，疼痛剧烈者给予止痛药物，对合并呼吸道烧伤、颅脑损伤或小儿烧伤者禁用吗啡，以免影响呼吸功能。迅速补充液体，能口服者尽量口服含盐饮料，不能口服者静脉补液。有大出血、骨折者采取相应处理。

4.保持呼吸道通畅

注意患者有无呼吸道烧伤，如有呼吸困难，应及时行气管切开，保持呼吸道通畅。

5.迅速转运

对大面积烧伤伤员，应先就地抢救抗休克，待休克已基本平稳后再送，转送途中应维持输液，减少颠簸，稳定患者的情绪。

（二）补液的护理

轻度烧伤，可口服烧伤饮料；大面积烧伤患者，由于创面渗出较快，必须及时、快速、足量地补充血容量，以保证患者平稳度过休克期。

（1）伤后第1个24h补液量的计算最为重要，成人每千克体重每1%Ⅱ～Ⅲ度烧伤面积，应补给电解质液和胶体液1.5mL（儿童1.8mL、婴儿2.0mL）。晶体液与胶体液之比为1∶0.5，大面积、严重烧伤者其比例为0.75∶0.75，成人另外加上每日需要量2000～2500mL。其补液公式：补液量=烧伤面积（%）×体重（kg）×1.5mL+（2000～2500）mL。

（2）第2个24h补液量：胶体液与电解质液均为第1个24h的半量，基础水量不变。电解质液以平衡盐溶液为主，不要集中在一段时间内大量输入水分，以防引起水中毒。

（3）烧伤后第1个8h渗出最快，故当日输入的胶体液和电解质液，其总量的1/2要在前8h内输完，其余在后16h内输入。

（4）严重烧伤患者输液量往往很大，为保证输液通畅，多需做静脉切开。

（5）胶体液补充以血浆为佳，若来源困难，可用一部分全血或葡萄糖酐替代。但Ⅱ度烧伤面积过大时，因红细胞破坏过多，则应以补全血为主。

（6）观察指标：肾功能正常者，尿量是判断血容量是否充足的简便、可靠的指标。可根据尿量的多少来调整补液量，成人尿量要维持在30mL/h（小儿15mL/h、婴幼儿10mL/h），有血红蛋白尿者50mL/h。也可根据脉搏、血压、肢端末梢的血液循环及中心静脉压等进行判断。

（三）创面护理

烧伤创面处理是贯穿于整个治疗过程中的重要环节，正确处理创面和做好创面护理，是预防和控制感染、促进创面愈合、防止创面脓毒症的关键。处理方法如下。

1.早期清创

争取尽早在无菌和止痛情况下进行，其目的是尽量清除创面沾染。

（1）患者入院时，如全身情况许可应立即清创，如有休克应先进行抗休克治疗，待休克好转后方可实行。

（2）清创顺序一般按头部、四肢、胸腹部、背部和会阴部顺序进行。

（3）剃净创面周围毛发，剪除过长的指（趾）甲。

（4）在良好的止痛及无菌条件下，先用清水或肥皂水清洗正常皮肤，去除油污，再用碘伏或0.1%苯扎溴铵溶液消毒周围皮肤，用无菌生理盐水或消毒液冲洗创面，去除异物。

（5）对浅Ⅱ度烧伤的水疱，小的可不处理，大的可在其低位剪开引流，如已破损、污染者应剪除，以防感染。

（6）深Ⅱ度烧伤的水疱感染机会大，应全部剪除。

（7）Ⅲ度烧伤创面焦痂上面的坏死组织亦应剪除，然后根据情况，采用包扎或暴露疗法。

2.包扎疗法的护理

适用于四肢烧伤、小面积烧伤及病房保暖条件差的患者。方法为：清创后在创面上先敷以单层凡士林油纱布，外加厚3～5cm的脱脂纱布，然后以绷带由远端至近端均匀加压包扎。指（趾）外露，以观察血运情况。指（趾）间以油纱布隔开，避免创面粘连形成并指（趾）畸形。包扎后抬高患肢并处于功能位置。注意经常检查敷料松紧度，有无渗出、异味及指（趾）端血液循环情况。一般可在伤后5～7天更换敷料，如患者体温正常、无疼痛，则不需换药，待1～2周后再打开，创面往往自愈。换药时如内层敷料与创面紧贴可不必强行揭去更换，以免增加皮肤损伤。如创面渗出多，有恶臭，且伴有高热、创面跳痛者，需及时换药检查或改用暴露疗法。

3.暴露疗法的护理

暴露疗法是将创面直接暴露于空气中，为创面提供一个凉爽、干燥、不利于细菌生长的环境。多用于头颈部、会阴部烧伤及严重感染和大面积烧伤患者。烧伤病房的隔离和无菌条件要求较高，室内定时紫外线灯消毒，并需保持恒温（28～32℃）。方法：将患者安放在铺有灭菌床单和纱布垫的翻身床上，使创面直接暴露在空气中，可结合使用电热吹风机或远红外线照射，促使结痂，定时翻身或用气垫床。若发现有痂下感染，应立即去痂引流，每日更换床单。

4.切痂植皮手术前后护理

Ⅲ度烧伤的焦痂（即坏死组织）对机体是一种异物。早期切痂至健康组织并立即植皮是对这种异物积极处理的一种方法。

（1）手术前护理：除术前一般准备外，应重点做好供皮区的皮肤准备；若移植异体或异种皮，应备好皮源；必要时交叉配血。

（2）手术后护理：除手术后一般护理措施外，应重点做好受皮区和供皮区护理。

（四）创面脓毒症的护理

烧伤创面脓毒症是大面积深度烧伤患者死亡的主要原因，其死亡率高达70%～80%。感染途径主要来自创面，致病菌为金黄色葡萄球菌、铜绿假单胞菌及大肠杆菌。治疗原则如下。

1.正确处理创面

经常变换体位，勿使受压，使创面充分暴露，并保持干燥。

2.合理应用抗生素

宜选用强效、广谱抗生素。感染早期即应用二联或三联组合，大剂量静脉滴注，感染得到控制后立即停药，或根据细菌培养和药物敏感试验指导抗生素应用。

3.提高机体免疫力

加强营养，不能口服者应静脉输入血浆或全血、人血白蛋白等。注意纠正水、电解质平衡紊乱。

4.严格消毒隔离制度

换药护士应注意无菌操作，所有进入烧伤病房人员均应按手术室的无菌要求执行。

（五）心理护理

应根据患者不同的心理状态采取相应的措施，耐心解释，热情劝慰。说明换药的必要性和意义，争取患者配合。必要时使用镇静、止痛药物。对伤残或面容受损者，应注意交流的方法，避免对患者的自尊心造成伤害。

（六）特殊部位烧伤护理

1.头面部烧伤

烧伤后水肿明显，多采用暴露疗法。眼部经常用棉签拭去分泌物，滴入抗生素滴眼液；保持鼻腔清洁、通畅；耳廓保持干燥，避免长期受压；口腔定时用生理盐水湿润，进食后做好口腔护理。

2.呼吸道烧伤

有呼吸道烧伤者，在伤后3～5天，气管壁坏死组织开始发生溶解并脱落或出血，易造成窒息。应严密观察，及时吸引。注意保持呼吸道通畅，床边常规放置气管切开包，病房配备抢救用品备用。

3.会阴部烧伤

将双下肢外展，使创面充分暴露，勿使粘连。患者床上排便时，注意防止大小便污染创面，每次便后要清洁肛门，整个会阴部每晚清洁一次。

六、健康教育

普及防火、灭火、自救、救护常识，预防烧伤事件的发生；在火灾现场，切记不要喊叫，应以湿毛巾掩口鼻快速离开，以防呼吸道烧伤和过多吸入有害气体；指导患者保护皮肤，防止紫外线、红外线的过多照射，避免对瘢痕组织的机械刺激；对于严重痉挛畸形患者，要告知应予以行矫形手术恢复形体和功能。

第四节　咬伤

咬伤是指通过致伤动物的牙齿或身体自带的毒针对人体造成的损伤。咬人致伤的动物有犬、猫、猪、蛇、蜂、蝎、蜈蚣、毛虫、毒蜘蛛等，最常见的是蛇咬伤和犬咬伤。

一、蛇咬伤

蛇咬伤多发生于夏季和秋季。我国蛇类有160余种，其中毒蛇50余种，以眼镜蛇、五步蛇、金环蛇、银环蛇、蝰蛇、蝮蛇等比较多见，多分布于长江以南地区，东南沿海地区还有海蛇。毒蛇头部多呈三角形，色彩斑纹鲜明，有一对毒牙与毒腺排毒管相通。人体被咬后咬伤处往往留有一对大而深的牙痕。无毒蛇头部呈椭圆形，无毒牙，咬痕呈锯齿状。人被毒蛇咬伤后，蛇的毒液通过其毒牙灌注进入皮下或肌肉组织内，再通过淋巴吸收进入血液循环，引起局部及全身中毒症状。蛇毒是一种黏性蛋白质混合物，主要有毒成分为神经毒、血液毒和二者兼有的混合毒三类。①神经毒：以金环蛇、银环蛇及海蛇等为代表，毒素作用于神经系统，抑制神经肌肉的传导功能，使呼吸肌麻痹和其他肌肉瘫痪。②血液毒：以竹叶青、五步蛇、蝰蛇等为代表，毒素主要影响血液及循环系统，对血细胞、血管内皮细胞及心肌、肾组织有严重破坏作用，引起出血、溶血、休克，甚至心力衰竭和肾功能衰竭等。③混合毒：以眼镜蛇、蝮蛇、眼镜王蛇等为代表，毒素兼有神经毒、血液毒的作用，但常以一种毒素为主，如眼镜蛇以神经毒为主，蝮蛇以血液毒为主。

（一）护理评估

1.健康史

了解蛇的外观和形态及蛇咬伤处的牙痕，来判断是否为毒蛇咬伤，一般即可明确。

2.身体状况

（1）局部创面

①毒蛇咬伤后，牙痕是可靠依据，无毒蛇咬伤为一排或两排细牙痕；毒蛇咬伤则仅有一对或两对较大而深的牙痕，从两牙痕之间的距离尚可推断蛇的大小。

②咬伤部位还可出现皮肤红肿、青紫斑及水疱、渗血、疼痛或麻木感、局部淋巴结肿痛等情况。

③严重者局部组织可坏死或溃烂。

（2）全身反应

1）咬伤后1～3h神经毒类即可出现神经肌肉瘫痪症状，如软弱无力、四肢麻木、感觉迟钝、全身瘫痪、视力模糊、言语不清、吞咽不利、眼睑下垂、头晕头痛、嗜睡或昏迷、胸闷、呼吸困难甚至呼吸停止。有时出现血压下降和循环功能不全的表现。但如能度过危险期（一般为1～2天），症状一经好转，就能很快痊愈，少有后遗症。

2）血液毒类可发生全身出血现象，如广泛皮下瘀斑、眼结膜下出血、咯血、呕血、便血、尿血等，还可出现高热、黄疸、尿少等症状。常因休克、急性肾功能衰竭、心力衰竭或肝昏迷等很快死亡。

3）混合毒类兼有上述两种表现，局部和全身中毒表现都较明显，病情进展快，患者常因呼吸麻痹和循环衰竭而死亡。

（3）心理反应

患者受伤后心理反应强烈，常恐慌、惧怕，焦躁不安，不知所措。有的奔跑求救，反而加重伤情。

3.辅助检查

了解尿常规、肝功能和凝血功能检查等有无异常结果。

（二）护理诊断及合作性问题

1.皮肤完整性受损

与毒蛇咬伤、组织结构破坏有关。

2.疼痛

与局部咬伤及炎症反应有关。

3.恐惧

与毒蛇咬伤、生命受到威胁有关。

4.潜在的并发症

可出现呼吸衰竭、循环衰竭、急性肾功能衰竭、各种感染等。

（三）护理目标

（1）咬伤创面处理得当。

（2）中毒症状得到控制，局部和全身表现趋于缓解。

（3）患者情绪逐渐稳定，能配合治疗。

（4）未发生全身性感染和其他严重并发症。

（四）护理措施

1.现场急救

目的是阻止蛇毒继续吸收和促使蛇毒排出。由于蛇毒3～5min内即被吸收，因此要争分夺秒进行急救，使毒液迅速排出，防止吸收与扩散。伤者切勿奔跑，以免毒素加快吸收和扩散。如一时不能辨别是否为毒蛇咬伤，首先按蛇毒处理，并密切观察病情变化。

（1）一般处理

①咬伤后保持镇静，切忌奔跑，应休息或搀扶缓行。

②将伤肢制动后平放运送，不宜抬高伤肢。

③用镇静药物使患者安静，但不宜用吗啡等抑制呼吸或神经中枢的药物。

（2）绑扎

①被毒蛇咬伤后，立即就近取材在肢体咬伤部位的近心端5～10cm处用绳带、止血带或手帕等较软的物体绑扎，以减少蛇毒吸收，其松紧度以能阻止淋巴和浅静脉回流，不妨碍动脉供血为宜。

②一般在急救处理结束或服用有效蛇药半小时后即可除去绑扎。

③注意不要反复绑扎和松放。

（3）排毒

①用肥皂和清水清洗伤口及周围皮肤，再用等渗盐水、1：5000的高锰酸钾溶液或过氧化氢溶液反复冲洗伤口。

②可用手挤压伤口周围，将毒液挤出，有条件时，局麻下以牙痕为中心做"米"字形切开或在两牙痕之间切开伤口，使毒液流出，但切口不宜过深，以免损伤血管，血液毒类毒蛇咬伤者禁止多处切开，以防出血不止。

③亦可用吸乳器或拔火罐的方法，将伤口内毒液吸出。

④紧急情况下直接用口吸吮，但须注意安全，每吸吮一次即用清水或1：5000高锰酸钾溶液漱口，吸吮者的唇、舌、黏膜破溃或有龋齿时不宜用此法，以免蛇毒进入，发生中毒。

⑤伤口内有蛇牙时，要取出。

（4）降温

局部降温可减轻疼痛，减少毒素吸收，降低毒素中酶的活力和局部代谢。先将伤肢浸于冷水中（4～7℃）3～4h，然后改用冰袋。也可用1：5000的冷高锰酸钾溶液浸泡或冲洗。

2.一般护理

（1）密切观察：密切观察患者的生命体征变化，注意有无休克、昏迷、瘫痪和广泛出血现象，一旦发生及时报告医生并协助处理。

（2）支持疗法：毒蛇咬伤后数日内病情常较严重，全身支持治疗甚为重要。

（1）由于大量体液渗入组织间隙，广泛肿胀，以及毒素作用引起低血压，应及时给予输液和其他抗休克治疗措施。

（2）呼吸微弱时给予呼吸兴奋剂和氧气吸入，必要时进行辅助呼吸。

（3）溶血、贫血现象严重时予以输血。

（3）心理护理：患者往往精神紧张、恐惧不安，要劝解、安慰患者，解除患者的紧张、恐惧心理。

3.局部处理

（1）尽快破坏残存在伤口的蛇毒，将胰蛋白酶2000U加入0.5%普鲁卡因5～10mL中，在牙痕周围注射，深达肌肉层，或在绑扎上端进行封闭，根据情况12～24h后重复注射，可直接破坏蛇毒。

（2）始终保持患肢下垂位。

（3）病情严重者应彻底清创，伤口用浸透高渗盐水或1∶5000的高锰酸钾溶液的纱布湿敷，纱布要经常保持潮湿。

4.全身处理

（1）解毒措施

①应用破伤风抗毒素和抗生素防治感染，用单价或多价抗蛇毒血清缓解症状，使用前应做过敏试验。

②注射速尿、利尿酸钠、甘露醇等，或选用中草药利尿排毒，加快血内蛇毒排出，缓解中毒症状。

③内服具有解毒、消炎、止血等作用的蛇药，或外敷于伤口周围或肿胀部位，利于毒液排出、肿胀消退、伤口愈合，如季德胜蛇药片、广州蛇药。

④还可选择蛇伤解毒汤解毒利尿。

（2）重危者的处理：大多数患者经过上述处理都能痊愈，少数患者由于年龄大、体质差、治疗不及时等以致中毒较深，可出现感染性休克、心肺功能衰竭和急性肾功能衰竭等严重并发症，危及生命。故重危者要加强各器官功能的支持治疗，保护重要脏器功能。

5.健康教育

加强自我防范意识，外出时最好避开丛林茂密、人迹罕至处，避免意外伤害事故的发生。教给自救、互救知识。在丘陵地区行军作战、值勤、工作时，可将裤口、袖口扎紧，衣领扣紧，尽可能不赤足，防止咬伤。

（五）护理评价

（1）咬伤创面是否得到妥善的急救处理，毒素是否已尽可能排出。

（2）患者是否安静，能否配合治疗。

（3）局部和全身中毒症状是否缓解。

（4）重要器官功能是否得到保护，有无严重并发症出现。

二、其他原因所致咬伤

（一）犬咬伤

犬咬伤存在撕裂伤，除利牙造成的深细伤口外，周围组织、血管有不同程度的挫裂伤，较广泛地组织水肿、皮下出血，甚至大出血。伤口污染严重，容易继发感染，同时可传染一些疾病。

处理原则：严格细致地清洁伤口，必要时行清创术，清除坏死组织和异物，用大量无菌生理盐水、3%过氧化氢溶液冲洗，伤口应开放引流，不宜做一期缝合。凡需清创的伤口均应预防性注射破伤风抗毒素1500U，预防性注射抗生素。怀疑被狂犬咬伤，应立即预防性注射狂犬病疫苗。

（二）蜂蜇伤

蜂蜇伤一般只表现为局部红肿和疼痛，数小时后即自行消退，多无全身症状；但若蜂刺留在伤口内（在红肿的中心可见一个黑色小点），有时可引起局部感染；如被群蜂蜇伤可出现全身中毒症状，有时可发生血红蛋白尿、急性肾功能衰竭等；过敏患者即使是单个蜂蜇伤也可发生荨麻疹、水肿、哮喘或过敏性休克等。

处理原则：

（1）蜜蜂蜇伤可用弱碱溶液，如3%氨水、2%～3%碳酸氢钠、肥皂水、淡石灰水等外敷，以中和酸性毒素。

（2）黄蜂蜇伤用弱酸性溶液如醋、0.1%稀盐酸等中和。

（3）小针挑拨或胶布粘贴，取出蜂刺，但不要挤压。

（4）局部症状较重者，可采用火罐拔毒和局部封闭疗法，给予止痛剂或抗组胺药物，也可选用中草药捣烂外敷，用蛇药片研加水研成糊状外敷。

（5）有全身症状者，根据病情给予对症处理。

（三）蜈蚣蜇伤

蜈蚣有一对中空的利爪，刺入人皮肤后，毒液经此注入皮下。蜈蚣蜇伤后，局部表现为急性炎症和痒、痛，严重者发生坏死、淋巴管炎和淋巴结炎；有的尚有全身中毒症状。蜇伤后立即用弱碱性溶液清洗伤口和冷敷，严重者内服或外敷蛇药片，局部坏死感染或有急性淋巴管炎者可加用抗生素。

（四）蝎蜇伤

蝎有一个弯曲而锐利的尾针与毒腺相通，刺入人体皮肤后注入毒液，其性质为神经毒。被刺处发生红肿、剧痛，重者出现全身中毒症状，甚至抽搐，发生胃、肠、肺出血，肺水肿或胰腺炎。处理原则同毒蛇咬伤。

（五）蚂蟥咬伤

水蛭即蚂蟥，栖于水中，其头尾部的吸盘可吸附在皮肤上，并逐渐深入皮内而致伤。局部皮肤出现水肿性丘疹，中心有瘀点，常无明显疼痛。发现水蛭吸附于体表皮肤，可用手轻拍周围皮肤，或以醋、酒、浓盐水、清凉油滴于蛭体上，水蛭即自行脱落。切忌强行拉扯水蛭，以免吸盘断入皮内。伤口用消毒纱布压迫止血，局部涂以碘酊以防感染，严重者行破伤风抗毒素预防注射。出血不止时可用止血药物。

第三章　心脏外科患者的护理

第一节　房间隔缺损

房间隔缺损（ASD）是心房间隔先天性发育不全所致的左右心房间的异常交通。根据胚胎学与病理解剖学特点，房间隔缺损可分为原发孔型房缺和继发孔型房缺。其中原发孔型房间隔缺损常伴有二尖瓣和三尖瓣的畸形，属于部分性心内膜垫缺损的一种。继发孔型房间隔缺损根据缺损的部位分为中央型缺损（卵圆窝型缺损）、上腔型缺损（静脉窦型缺损）、下腔型缺损和混合型缺损等四种类型，此外有学者将无顶冠状静脉窦综合征也算作继发孔型房间隔缺损的一种。

一、病因

在胚胎发育的第4周，心房由从其后上壁发出并向心内膜垫方向生长的原始房间隔分为左、右心房，随着心内膜垫的生长并逐渐与原始房间隔下缘接触、融合，最后关闭两者之间残留的间隙（原发孔）。在原发孔关闭之前，原始房间隔中上部逐渐退化、吸收，形成一新的通道即继发孔，在继发孔形成后、原发隔右侧出现向下生长的间隔即继发隔，形成一单瓣遮盖继发孔，但二者之间并不融合，形成卵圆孔，血流可通过卵圆孔从右心房向左心房分流。卵圆孔于出生后逐渐闭合，但在约20%的成人中可遗留细小间隙，由于有左房面活瓣组织覆盖，正常情况下可无分流。如在胚胎发育过程中，原始房间隔下缘不能与心内膜垫接触，则在房间隔下部残留一间隙，形成原发孔型房间隔缺损。而原始房间隔上部吸收过多、继发孔过大或继发隔生长发育障碍，则二者之间不能接触，出现继发孔型房间隔缺损。

二、病理生理

正常左心房压力（8～10mmHg）超过右心房压力（3～5mmHg），左心房血液经房间隔缺损向右心房分流。左向右分流量多少取决于缺损大小、两侧心房压力差和两侧心室充盈阻力，原发孔型房间隔缺损的分流还与二尖瓣反流程度有关。分流所致的长期容量负荷增加造成右心房、右心室和肺动脉扩张。肺循环血量增加使肺动脉压力升高，并引发肺小动脉反应性痉挛，长期痉挛使肺小动脉管壁增厚和纤维化，最终导致梗阻性肺动脉高压。

当右心房压力高于左心房时，出现右向左分流，引起发绀，发生艾森门格综合征，最终因右心衰竭而死亡。继发孔房间隔缺损的病程进展较慢，原发孔型房间隔缺损常伴二尖瓣反流，其病理生理改变较重，病程进展较快。

三、临床表现

多数继发孔型房间隔缺损的儿童除易患感冒等呼吸道感染外可无症状，活动亦不受限制，一般到青年时期才表现有气急、心悸、乏力等。40岁以后绝大多数患者症状加重，并常出现心房颤动、心房扑动等心律失常和充血性心衰表现，是死亡的重要原因。

体格检查：其典型表现为胸骨左缘第2、3肋间闻及2～3级收缩期吹风样杂音，伴有第二心音亢进和固定分裂。收缩期杂音为肺动脉瓣血流速度增快所致。肺动脉瓣区第二心音亢进、分裂，提示存在肺动脉高压。病变晚期将发展为充血性心力衰竭，颈静脉怒张、肝大。

心电图检查：表现为电轴右偏、不完全性右束支传导阻滞和右心室肥大。成年患者可有心律失常，以心房颤动和心房扑动最为常见。

胸部X线：主要表现有肺野充血、心影轻到中度增大和肺动脉段突出，左心室和主动脉正常或比正常稍小。

超声心动图和彩色多普勒：一般可确立诊断，可见右心房和右心室增大、室间隔与左心室后壁同向运动等右心负荷过重表现，房间隔中部连续性中断，并可测量缺损大小。彩色多普勒可以明确血液分流方向、速度并估计分流量。对于静脉窦型缺损超声显像可能有一定困难，过氧化氢（双氧水）造影有助于发现分流部位，而经食管超声检查可获得十分清晰的图像。

右心导管检查：右心房血液氧含量超过腔静脉平均血氧含量1.9V%以上，右心导管也可经过缺损进入左心房。右心导管检查可计算肺循环与体循环血流量，确定心内分流情况和测量肺动脉压。

四、诊断与鉴别诊断

根据上述典型的体征，结合心电图、胸部X线和心脏超声检查，诊断房间隔缺损一般并无困难。对于非典型的患者或疑有其他合并畸形者，心导管检查可提供帮助。需与房间隔缺损相鉴别的疾病主要有单纯肺动脉瓣狭窄、原发性肺动脉扩张。

（1）单纯肺动脉瓣狭窄的肺动脉瓣区收缩期杂音性质粗糙、响亮，并常可扪及震颤，肺动脉瓣区第二心音减弱甚至消失。胸部X线片可见肺动脉段明显突出，但肺血少于正常或在正常范围，心脏超声检查可明确诊断。右心导管检查右心房与腔静脉血氧含量无显著差异，右心室与肺动脉压力阶差超过20mmHg。

（2）原发性肺动脉扩张也可在肺动脉瓣区听到2级收缩期杂音，胸部X线片可有肺动脉段突出，但肺血正常，心脏超声检查房间隔无回声中断和分流，右心导管检查右心房、右心室无血氧含量改变，右心室和肺动脉间无压力阶差。

五、治疗

1岁以上的继发孔型房间隔缺损罕有自发性闭合者，对于无症状的患儿，如缺损小于5mm可以观察，如有右心房、右心室增大，一般主张在学龄前进行矫治。约有5%婴儿于出生后1年内并发充血性心力衰竭。内科治疗效果不佳者也可施行手术。成年人如缺损小于5mm、无右心房、室增大者可临床观察，不做手术。成年病例如存在右心房、室增大可手术治疗，合并有心房颤动者也可同时手术。肺血管阻力大于12mmHg·min/L（wood单位）、出现右向左分流和发绀，出现艾森门格综合征者是手术禁忌证。

部分继发孔型房间隔缺损如位置合适，可行微创的经心导管介入治疗。经股静脉插管，将镍钛合金的封堵器夹在房间隔缺损处，闭合房间隔缺损达到治疗目的。继发孔型房间隔缺损常经胸骨正中于体外循环下直视修补，右前外侧切口也可提供良好的手术显露，但需排除合并有其他类型心脏畸形。小的继发孔型房间隔缺损可直接缝合，如缺损大则需用心包片或涤纶补片修补，完成修补前于左心房内注水以防止心脏复跳后出现空气栓塞十分重要。

静脉窦型房间隔缺损修补较为复杂，一般经上腔静脉直接插入引流管以增加缺损显露，修补中必须辨别右上肺静脉开口并避开窦房结，将补片缝于右肺静脉入口前缘的右房壁上，以保证肺静脉引流入左心房，如有必要则需用补片加宽上腔静脉入口，防止静脉回流受阻。

年龄大的房间隔缺损患者术后窦性心动过缓发生率较高，可用异丙肾上腺素或阿托品增快心率，术中安置临时起搏电极。

六、预后

未手术的房间隔缺损患者自然病程与缺损的类型、分流量大小及是否合并其他类型的心脏畸形有关，多数可生长至成年，病变晚期患者主要死于充血性心力衰竭。单纯继发孔型房间隔缺损手术死亡率低于1%。手术后由于血流动力学的改善，患者症状明显减轻或消失，其长期生存率与正常人对比无显著差异。成年患者特别是合并有心功能不全、心律失常或肺动脉高压者，手术死亡率相对较高，有时尽管成功接受了手术修补，已有的肺动脉高压和右心室肥大依然存在，但患者心脏功能可得以改善，其长期存活率也明显高于未手术病例。

七、先天性心脏病房间隔缺损封堵术的护理

（一）术前护理

1.心理护理

针对患者的实际情况，对患者及其家属进行心理疏导，因为多数患者及其家属缺少相关的治疗护理知识，常常有很多顾虑，担心手术风险、疗效、并发症及预后，不知道如何配合，所以术前要用通俗易懂的语言，简明扼要地向患者及其家属讲解手术的特点及疗效，以减轻手术前的紧张情绪，增强对手术的信心。

2.术前准备

（1）按常规要求进行双侧腹股沟备皮。

（2）术前3天口服血小板抑制剂，如阿司匹林0.1g/d。

（3）碘过敏试验及抗菌药物皮试，普鲁卡因皮试。

（4）术前夜对不能入眠的患者给予镇静药物，如安定片5mg口服或安定针10mg肌内注射。

（5）需要全麻的儿童，要严格按照麻醉要求禁食、禁饮。

（6）术前严格观察体温变化，如体温大于37.5℃，立即通知医生，必要时停止手术。

（7）术日送导管室前建立静脉通道，保留好静脉留置针。

（二）术中护理

（1）进入导管室后，导管室护士要严格执行"三查七对"，查阅术前检查结果及医嘱执行情况。准备好各种抢救仪器、急救药品。

（2）需要全麻者，提前通知麻醉科医生到场，给予平卧位，头偏向一侧，保持呼吸道通畅，防止窒息。

（3）术中密切观察心律、心率、血压、呼吸变化，如有心率增快、血压下降、面色苍白、呼吸加快等现象，及时报告医生，积极配合抢救。

（4）肺动脉压力较高的患者，可经左侧股静脉穿刺，连接压力导管监测肺动脉压力，确定肺动脉压力逐渐下降即可释放封堵器。置入封堵器过程中，及时调整手术床及X线显示器，使封堵器影像最清晰，释放封堵器时严密观察封堵器情况，如脱落或存在较大量残余分流且不稳定，立即做好急诊外科手术准备。

（5）手术结束后，配合医生拔除股静脉鞘管，加压包扎，有的患者因压迫疼痛过度发生迷走神经反射而出现心动过缓、血压下降、面色苍白、大汗等情况，因此拔鞘管前应备齐各类抢救器械及物品，必要时给予阿托品、多巴胺、利多卡因等药物应用。密切观察心率、血压，确定无渗血及血肿，局部加压包扎后，撤除监护，送回病房。

（三）术后护理

1.一般护理

（1）严密监测生命体征及血氧饱和度，持续心电监护48h，最初2h中每30min观察1次心率、心律、呼吸、血压及血氧饱和度，注意有无心动过缓及房室传导阻滞。

（2）全麻患儿术后去枕平卧位4h，头偏向一侧，保持呼吸道通畅，防止呕吐物吸入引起窒息，吸氧至清醒。完全清醒1.5～2.0h后进食流质饮食。局麻患者术后30min可进食、进水。并嘱患者多饮水，多排尿，以利于造影剂的排出。每4h测体温1次，如体温升高应排除感染的可能。

（3）术后卧床24h，术肢制动12h，局部沙袋压迫4～6h，12h后可在床上行下肢活动，防止下肢静脉血栓形成。24h后可下床活动。同时注意观察穿刺部位有无渗血，足背动脉搏动情况，注意术侧肢体的肤色、温度、感觉的变化。

2.并发症的观察及护理

（1）封堵器脱落：患者行封堵术治疗后立即给予心电监测，密切观察心率、心律及心电图变化，经常听诊心脏有无杂音，并结合患者的主诉，正确判断有无病情变化。一旦出现房性期前收缩、室性期前收缩等心律失常，或突然出现呼吸困难、大汗等症状要引起高度重视，及时通知医生，复查心脏彩超，确定是否存在封堵器脱落。如果封堵器脱落，应及时进行外科手术。

（2）心律失常：患者术后除可能出现封堵器脱落而引起房性期前收缩、室性期前收缩等心律失常外，还可能出现房室传导阻滞，床边心电监护48h，密切观察心律、心率变化（有无心率减慢，P波、QRS波发生脱节），常规术后可给予地塞米松注射液5mg静脉滴注，连用3天，并结合术后心电图的情况，遵医嘱及时用药。

（3）血栓形成：术后血栓形成是导致脑梗死或其他脏器栓塞的主要原因，术前1天及术后按医嘱口服肠溶阿司匹林，术中给予肝素钠100u/kg稀释后行静脉注射，术后给予24h肝素钠稀释液持续静脉泵入，成年人5mg/h、小儿2～3mg/h，并给予阿司匹林肠溶片5mg/（kg·d）口服。术后24h停用肝素钠稀释液静脉推注，遵医嘱给予低分子肝素注射液皮下注射。同时监测患者出凝血时间，及时询问患者的病情变化，防止抗凝过度引起的牙龈、皮肤出血。尤其应注意尿液、大便的颜色，以防泌尿道、消化道出血的发生。

（4）感染：由于封堵介入治疗中植入封堵器，可能会引起植入物所致的热源反应，应与介入治疗感染所致的体温升高相鉴别。患者手术当日遵医嘱应用抗菌药物治疗，在此期间观察患者的体温和血常规变化。

（5）腹股沟皮下血肿：由于术中应用肝素、拔管后压迫位置不当、压迫时间不够或全麻患儿即将清醒时出现躁动致按压部位移位、术侧肢体制动不好等因素可引起局部出血。少量出血引起局部血肿，患者可出现疼痛、烧灼感、局部增大的肿块，小血肿一般可自行吸收，不需处理。较大的血肿需在适当的麻醉下，挤压血肿内残血以便于吸收。

（6）低血压：由于禁食时间长、穿刺部位血肿、术中失血过多、出汗、拔管综合征等原因，可导致患者血压下降。应及时补充血容量、使用升压药。

四、出院指导

患者术后3个月避免剧烈活动和强体力劳动，防止封堵伞脱落。术后遵医嘱服用阿司匹林，期间避免各种危险因素，定期复查出凝血时间、血小板计数，合理饮食，注意观察皮肤、牙龈有无出血及大、小便颜色，以便随时调整药量。常规术后1、3、6、9、12个月按时复查，期间如有不适，应随时就诊。

第二节　室间隔缺损

一、概述

室间隔缺损（室缺）是指胎儿期心脏发育异常导致的心室间隔的连续中断，左右心室间的异常通道导致心室水平产生异常分流的一种先天性心脏病。是常见的先天性心脏病类型之一，占先天性心脏病的40%左右，Roger于1879年首先对室缺的临床表现进行了描述。

二、解剖分型

室间隔的任何部位都可以发生缺损，所以其病理解剖分类方法较多，各学者意见尚未统一。北京阜外心血管病医院朱晓东院士从简明实际出发，将室间隔缺损分为三类及若干亚型。

（一）漏斗部缺损

包括干下型室间隔缺损和嵴内型室间隔缺损。

（二）膜部缺损

包括嵴下型室间隔缺损、单纯膜部室间隔缺损以及隔瓣下型室间隔缺损。

（三）肌部缺损

缺损发生在室间隔的肌部，缺损周围均为肌肉组织。

三、病理生理

血流动力学异常体现在缺损处左向右分流，分流增加了心室的容量负荷导致心脏扩大，另一方面分流导致肺循环的血流量增加，久之可以引起肺动脉高压。

分流量的大小取决于缺损大小和左右心室的压力差，缺损和压力差越大，分流量就越多。右心室、肺循环和左心房的压力增高，肺静脉血回流受阻，肺的顺应性变差，患儿易发生呼吸道感染。

肺循环的增加可以引起肺小动脉的收缩，久之，肺小血管的内膜和中层增生，引起肺动脉高压。肺循环的阻力进一步增加，出现右向左分流，即所谓的艾森门格综合征。

四、临床表现

（一）症状

分流量较小的缺损一般无明显的症状。分流较大的可表现为心悸、劳累和反复发作的呼吸道感染。肺动脉重度高压的患者可出现活动受限和发绀。

（二）体征

典型的室缺可在胸骨左缘3、4肋间闻及收缩期杂音，部分可伴收缩期震颤，肺动脉高压的患者，心脏杂音变得柔和甚至消失，但会伴有肺动脉瓣第二心音亢进。

五、特殊检查

（一）胸部X线片

分流量较小时胸片可基本正常，肺纹理正常或稍微增粗。分流量大的缺损可表现为肺纹理增多、增粗，左心室增大，肺动脉段突出，主动脉较小。重度肺动脉高压的患儿，肺动脉瘤样扩张，肺门血管呈"残根"状，肺血流量明显减少。

（二）心电图

可以正常，典型的可表现为左心扩大和右室肥厚。

（三）超声心动图

超声心动图是诊断室缺的主要方法，能明确显示缺损的大小、部位、心腔大小、心室厚度以及是否合并其他系统畸形。

（四）导管造影

主要适用于肺动脉高压的患者，可以测出肺动脉压力、分流量大小以及肺血管阻力，为肺动脉高压患者是否有手术指征提供临床依据。

六、鉴别诊断

（一）房间隔缺损

（1）原发孔型房间隔缺损与室间隔缺损不容易鉴别，尤其伴有肺动脉高压者。原发孔型房间隔缺损的杂音较柔和，常是右心室扩大，伴有二尖瓣分裂的可出现左心室扩大。心电图常有PR间期延长，心电向量图额面QRS环逆钟向运行，最大向量左偏，环的主体部移向上、向左，有鉴别价值。超声心动图检查对于这两种疾病的诊断有极其重要的作用。心导管检查也具有鉴别诊断作用。应重视左心室–右心房缺损的鉴别诊断。

（2）继发孔型房间隔缺损收缩期吹风样杂音较柔软，部位在胸骨左缘第2肋间，多半无震颤。心电图示不完全右束支传导阻滞或右心室扩大，而无左心室扩大，额面QRS环多为顺钟向运行，主体部向右、向下。

（二）肺动脉口狭窄

瓣膜型的肺动脉口狭窄的收缩期杂音位于胸骨左缘第2肋间。

漏斗部型的肺动脉口狭窄，杂音常在胸骨左缘第3、4肋间听到，易与室间隔缺损的杂音相混淆。但前者肺X线检查示肺循环不充血，肺纹理稀少，右心导管检查可发现右心室与肺动脉间的收缩期压力阶差，而无左至右分流的表现，可确立前者的诊断。

室间隔缺损与漏斗部型的肺动脉口狭窄可以合并存在，形成所谓"非典型的法洛四联症"，可无发绀。

（三）主动脉口狭窄

瓣膜型的主动脉口狭窄的收缩期杂音位于胸骨右缘第2肋间，并向颈动脉传导，不致与室间隔缺损的杂音混淆。但主动脉下狭窄，则杂音位置较低，且可在胸骨左缘第3、4肋间听到，又可能不向颈动脉传导，需与室间隔缺损的杂音相鉴别。

（四）梗阻性肥厚型心肌病

梗阻性肥厚型心肌病有左心室流出道梗阻者，可在胸骨左下缘听到收缩期杂音，其位置和性质与室间隔缺损的杂音类似，但此杂音在下蹲时减轻，半数患者在心尖部有反流性收缩期杂音，脉搏呈双峰状。

（五）动脉导管未闭

有两种情况不容易鉴别，一是高位室间隔缺损合并主动脉瓣脱垂和关闭不全者，易与典型动脉导管未闭混淆。前者杂音为双期，后者为连续性；前者主动脉结不明显，后者增大。二是动脉导管未闭伴有肺动脉高压，仅有收缩期震颤和杂音者，与高位室间隔缺损鉴别较为困难。前者脉压较大，杂音位置较高，主动脉结显著。较可靠的方法是左心室或逆行性主动脉造影。

（六）主动脉-肺动脉窗

室间隔缺损伴有主动脉瓣关闭不全者杂音与本病高位缺损主动脉瓣关闭不全者很容易混淆，超声心动图可以鉴别。

七、治疗

（一）手术时机和手术适应证

较小的单纯的室间隔缺损出生后一年内有自愈的可能，故一岁后的室缺应尽早手术治疗。体重越小的患儿，麻醉以及体外循环的风险就会越大，所以只有巨大室缺合并心衰或反复肺部感染发作的患儿应限期在3～6个月内手术。

手术适应证：有症状的患儿；没有症状但是有心、肺继发改变的证据；干下型室缺。

（二）手术禁忌证

严重的肺动脉高压：心导管检查提示肺循环阻力大于体循环阻力，肺循环血量小于体循环，肺动脉循环阻力大于12mmHg·min/L（Wood单位）。

艾森门格综合征：此类患儿已经完全失去了手术机会。

（三）手术方式

目前最常用的基本方法是：体外循环直视下行室间隔缺损修补术，最常用的是胸骨正中切口，切开心包后应常规行心外探查，包括：升主动脉和肺动脉的大小、心表或肺动脉附近的震颤、右心室流出道前壁有无冠状动脉异常分支、有无左上腔静脉及未闭的动脉导管D心内探查包括：有无房间隔缺损、三尖瓣关闭不全、肺静脉畸形引流。

室缺直径小于0.5cm且缺损边缘为白色室间隔膜部的患者可以直接缝合，较大的室缺或干下型室缺应行补片修补术。修补时应注意心脏传导系统的走行以及主动脉瓣、三尖瓣、肺动脉瓣的位置，以免损伤这些部位引起相应的心律失常和瓣膜关闭不全。

八、新技术

（一）介入封堵术

经皮穿刺下将封堵器置于室间隔缺损处。1988年Lock等首次尝试"伞堵"室间隔缺损获得成功，但因为适应证窄、残余分流、心律失常等并发症未能广泛推广。膜周部室缺的封堵在先天性心脏病介入治疗中应用较多。其适应证为：年龄大于3岁；对心脏有血流动力学意义的单纯VSD；室缺上缘距主动脉瓣右冠瓣2mm以上，无右冠瓣脱垂或主动脉瓣关闭不全。禁忌证为：活动性心内膜炎；心内存在赘生物；介入通路有血栓形成；缺损解剖位置不良；封堵器放置后会影响心脏瓣膜的功能；重度肺动脉高压；对镍钛金属过敏者。

（二）不停跳下室间隔缺损修补

即在常温、体外循环、全麻、心脏不停跳下行心内直视修补术。是心外科发展的一项新技术，无须阻断升主动脉，由于心脏的持续性跳动，血流会持续存在，有利于室缺的探查以及修补后残余漏的发现，也避免了因缝合损伤带来的心律失常。该技术的缺点是气体有可能在修补缺损时经缺损部位进入体循环，进而导致重要器官的气栓可能。不停跳室间隔缺损修补对术者的缝合技术要求相对较高。

（三）微创手术行室间隔缺损修补

包括单纯右侧小切口室间隔缺损修补、胸腔镜室间隔缺损修补及机器人室间隔缺损修补。但上述方法需要特别的手术器械和较为熟练的手术技巧。

（四）单向活瓣技术

采用自体心包片缝制于中央打孔的涤纶补片上形成单向活瓣，用该补片修补伴有重度肺动脉高压的室间隔缺损患者，术后早期特定情况下活瓣开放，出现右向左分流，可以有效缓解右心室后负荷，使患者能度过术后危险期，减少围术期病死率。

九、先天性心脏病室间隔缺损封堵术的护理

（一）术前护理

1.心理护理

VSD封堵术是一项新技术，尚未被多数患者及其家属认识。责任护士应向患者及其家属介绍手术的方法、麻醉方式、手术的优点、安全性、疗效等，手术前、后注意事项，或者请手术成功患者现身说法，减轻患者心理紧张和疑虑，增强对手术的信心。

2.术前准备

（1）协助医生完善血常规，出、凝血时间，肝、肾功能，乙肝六项、术前四项等化验检查。完善心电图、X线胸片、心脏超声检查。

（2）准备术中用药，做碘过敏试验，备皮，观察双侧足背动脉并标记。

（3）术前禁食、水4h。10岁以下患儿禁食、水6～8h，并留置穿刺针，术前排空大、小便。

（二）术中护理

（1）进入导管室后，导管室护士要严格执行"3查七对"，查阅术前检查结果及医嘱执行情况。准备好各种抢救仪器、急救药品。

（2）将患者卧位按要求摆好。需要全麻者，提前通知麻醉科医生到场，给予平卧位，头偏向一侧，保持呼吸道通畅，防止窒息。

（3）连接心电监护仪，术中密切观察心律、心率、血压、呼吸变化，如有心率增快、血压下降、面色苍白、呼吸加快及时报告医生，积极配合抢救。

（4）肺动脉压力较高的患者，可经左侧股静脉穿刺，连接压力导管监测肺动脉压力，确定肺动脉压力逐渐下降即可释放封堵器。置入封堵器过程中，及时调整手术床及X线显示器，使封堵器影像最清晰，释放封堵器时严密观察封堵器情况，如脱落或存在较大量残余分流且不稳定，立即做好急诊外科手术准备。

（5）手术结束后，配合医生拔除股静脉鞘管，加压包扎，有的患者因压迫疼痛过度会发生迷走神经反射而出现心动过缓、血压下降、面色苍白、大汗等情况，因此拔鞘管前应备齐各类抢救器械及物品，必要时给予阿托品、多巴胺、利多卡因等药物应用。密切观察心电、血压，确定无渗血及血肿，局部加压包扎后，撤除监护，送回病房。

（三）术后护理

1.一般护理

（1）严密监测生命体征及血氧饱和度，持续心电监护48h，最初2h中每30min观察1次心率、心律、呼吸、血压及血氧饱和度。注意有无心动过缓及房室传导阻滞。

（2）全麻患儿术后去枕平卧位4h，头偏向一侧，保持呼吸道通畅，防止呕吐物吸入引起窒息，吸氧至清醒。完全清醒1.5～2.0h后进流质饮食。局麻患者术后30min可进食、水。嘱患者多饮水，以利于造影剂的排出。每4h测体温1次，如体温升高应警惕有发生感染的可能。

（3）术后卧床24 h，术肢制动12h，局部沙袋压迫4～6h，12h后可在床上活动下肢，防止下肢静脉血栓形成。24h后可下床活动。同时注意观察穿刺部位有无渗血及足背动脉搏动情况，注意术侧肢体的肤色、温度、感觉的变化。

2.并发症的预防及护理

（1）心律失常：术后进行心电监护，严密观察心律、心率变化，出现致命的心律失常时，及时报告医生。遵医嘱给予抗心律失常药物应用，出现房室传导阻滞时，遵医嘱静脉应用地塞米松5～10mg，1次/日，连用3日；心率小于50次/min，遵医嘱给予异丙肾上腺素0.01μg/（kg·min）输液泵泵入，或阿托品0.5～1mg静脉推注。成人心率保持在70次/min左右，患儿保持在100次/min以上。必要时安装临时起搏器。封堵治疗引起的房室传导阻滞，大多是封堵器对局部组织的挤压产生水肿影响传导束造成的，多为暂时性的。封堵器选择偏大时，更容易发生组织水肿，故封堵器不要选择过大。

（2）出血或血肿：由于术中应用大量肝素，易引起出血或血肿。术后穿刺处加压包扎，沙袋（1kg）压迫4～6h，严密观察穿刺处和血压情况，观察有无鼻黏膜出血、牙龈出血，有无尿液、粪便颜色改变。如患者有口渴、出汗、头晕、血压下降等情况，立即报告医生，并配合抢救。

（3）溶血：多是由于残余分流，血细胞遭受机械破坏造成的。凡术后有残余分流者，严密观察患者的血常规，肾功能及尿液颜色变化，若患者出现血尿，遵医嘱给予氢化可的松100mg/d静脉滴注，5%碳酸氢钠125mL/d静脉滴注，碱化尿液，保护肾功能，同时嘱患者多饮水。随着封堵器内形成血栓，心内膜内皮迅速增生覆盖，阻挡异常血流通过，经几天治疗后血尿会消失。

（4）封堵器脱落：据文献报道，90%以上封堵器脱落发生在术毕12h内，术后严密观察患者是否出现无诱因的心悸、心动过速、胸闷、胸痛、咳嗽，听诊杂音复发等情况，一旦出现应立即报告医生，并配合行心脏超声检查，如果发生封堵器脱落，应立即采取抗凝治疗，以避免急性肺栓塞，同时立即准备外科手术。

（5）栓塞：血小板在封堵器或外周血管穿刺内膜损伤处聚集，形成血栓，血栓脱落随血流远行堵塞血管可导致栓塞。因此术后应密切观察足背动脉搏动情况及下肢皮肤温度、颜色，注意患者有无咳嗽、气促、紫绀等肺栓塞的表现，如果出现上述症状，应立即报告医生。

（6）三尖瓣关闭不全：三尖瓣损伤与建立动静脉通道，输送鞘及更换封堵器密切相关。有报道：由于机械原因导致的轻、中度三尖瓣反流发生率为16%～20%。术前严格掌握适应证，术中操作轻柔，技术熟练，避免三尖瓣关闭不全。

（四）出院指导

术后3个月避免剧烈活动和强体力劳动，防止封堵器脱落。术后遵医嘱服用阿司匹林，期间避免各种危险因素，定期复查出凝血时间、血小板计数，合理饮食，注意观察皮肤、牙龈有无出血及大、小便颜色，以便随时调整药量。常规术后1、3、6、9、12个月按时复查，期间如有不适，应随时就诊。

第三节　动脉导管未闭

动脉导管未闭（PDA）是一种常见的先天性心血管畸形，占先天性心脏病总数的12%～15%。胎儿期动脉导管开放是血液循环的重要通道。动脉导管系胎儿时期肺动脉与主动脉间的正常血流通道，由于此时肺不具呼吸功能，来自右心室的肺动脉血经导管进入降主动脉，而左心室的血液则进入升主动脉，故动脉导管为胚胎时期特殊循环方式所必需。出生后，肺承担气体交换功能，肺循环和体循环分别形成各自的循环系统，导管因废用闭合。如持续不闭合，则构成病态，称为动脉导管未闭。婴儿出生后10～15h，动脉导管即开始功能性闭合。生后2个月至1岁，绝大多数闭合。1岁以后仍未闭合者即为动脉导管未闭。女性约为男性的两倍。约10%的病例合并其他心血管畸形。

一、病因及病理

在整个心动周期，主动脉、肺动脉间都存在压力差，由于主动脉压力高于肺动脉压力，使血液不断由主动脉连续地流入肺动脉，导致肺循环血流量增多，常达体循环血流量的2～4倍，肺循环血流量的增加使肺动脉及其分支扩张。血液经肺循环回流至左心房和左心室，使左心室的负荷加重，导致左心室增大。由于在心脏舒张期，主动脉血液仍分流入肺动脉，故周围动脉舒张压下降，脉压增宽。当肺血管阻力高于体循环阻力时，出现右向左为主双向分流，临床出现差异性发绀。

二、分型

未闭动脉导管的大小、长短和形态不一，一般分为三型：

（一）管型
导管长度多在1cm左右，直径粗细不等。

（二）漏斗型
长度与管型相似，但其近主动脉端粗大、肺动脉端逐渐变窄。

（三）窗型
肺动脉与主动脉紧贴，两者之间为一孔道，直径往往大。

三、临床体征

最突出的体征是在胸骨左缘第2肋间有响亮的连续性机器样杂音，几乎占据整个收缩期与舒张期，在收缩末期最响并伴有震颤，向左上胸及背部传播。

分流量大者因相对性二尖瓣狭窄在心尖部可闻及较短的舒张期杂音。肺动脉瓣区第二心音增强。发生严重肺动脉高压后，主、肺动脉压力差在舒张期不显著，往往仅听到收缩期杂音。由于舒张压降低，脉压增宽，可出现周围血管征，如水冲脉、指甲床毛细血管搏动等。

少数并发显著肺动脉高压引起右至左分流的患者，可能仅在肺动脉瓣区听到舒张期的吹风样杂音，并有下半身较上半身更为明显的差异性发绀。

四、辅助检查

（一）X线
右心房不大、右心室可大或不大。当肺动脉高压或心力衰竭时，右心可出现不同程度的增大。肺血增多，左心房不大或稍大，左心室增大，主动脉结增大。有时可见漏斗征。在左前斜位片中见在降主动脉开始处主动脉骤然向内收缩。偶尔在左侧位片中可见在主动脉弓的下端附近有未闭的动脉导管小片钙化阴影。

（二）心血管造影

左心室造影可见肺动脉提前显影，有时还可显示未闭的动脉导管和动脉导管附着处的主动脉局部漏斗状膨出，有时也可见近段的升主动脉和主动脉弓扩张而远端主动脉管径较细。

（三）心电图检查

可呈正常，左心室肥厚，左、右心室肥大或右心室肥大，后两者均伴有相应程度的肺动脉高压。

（四）超声

在心底短轴断面，于肺动脉分叉与其后方的降主动脉之间，可见未闭动脉导管的管腔声像图。可见主肺动脉及左、右肺动脉扩张。左心房、左心室扩大。左心室壁运动幅度增强，二尖瓣运动幅度增大。可探测到从降主动脉经未闭动脉导管进入肺动脉的血流，呈以红色为主的五色镶嵌彩色血流。

（五）CT和MRI

主要表现为主动脉弓降部内下壁与左肺动脉起始段上外壁的直接连接。MRI还可显示左心房室扩大，常以左室壁增厚为主。当出现肺动脉高压时右室腔扩大和右室壁增厚，进而右心房及腔静脉亦可扩大和扩张。

五、鉴别诊断

（一）主动脉窦瘤破裂

由先天性畸形、梅毒或感染性心内膜炎等原因所致，可侵蚀并穿破至肺动脉、右心房或右心室，从而引起左向右分流。其连续性机器样杂音与动脉导管未闭类似，只是部位和传导方向有差异。彩色多普勒超声心动图显示主动脉窦畸形及向室腔、肺动脉或房腔分流。逆行性升主动脉造影更可明确诊断。本病多有突然发病的病史，随后有右心衰竭的表现。

（二）高位室间隔缺损合并主动脉瓣脱垂

临床上在胸骨左缘听到双期杂音，舒张期为泼水样，不向上传导，但有时与连续性杂音类似，难以区分。彩色超声心动图可显示主动脉瓣脱垂畸形以及主动脉血流反流入左心室，同时通过室间隔缺损左向右分流。为进一步明确诊断可施行逆行性升主动脉和左心室造影。

（三）冠状动脉开口异位

杂音亦为连续性，但较轻，且较表浅。多普勒超声检查有助于鉴别诊断。逆行性升主动脉造影连续摄片可明确诊断。

（四）其他

在左前胸部引起类似连续性机器样杂音的情况，如冠状动静脉瘘、左上叶肺动静脉瘘、左前胸壁的动静脉瘘等，连续性杂音伴震颤，但部位较低。多普勒彩色超声能显示动脉瘘口所在和其沟通的房室腔。

六、治疗方式

动脉导管未闭诊断确立后，如无禁忌证应择期施行医疗干预，中断导管处血流。手术适宜的年龄是4～5岁。充血性心力衰竭内科治疗无效者应紧急手术。有症状的动脉导管未闭者应尽早手术。

动脉导管未闭合并有严重的肺动脉高压，出现右向左分流，是手术禁忌证。动脉导管闭合手术一般在学龄前施行为宜。如分流量较大、症状较严重，则应提早手术。年龄过大、发生肺动脉高压后，手术危险性增大，且疗效差。患细菌性动脉内膜炎时应暂缓手术；如果药物控制感染不力，仍应争取手术，术后继续抗菌治疗，感染常很快得以控制。

目前大多数动脉导管未闭的患者首选经心导管介入方法。导管介入性引入弹簧圈、双面伞、可调式钮扣堵片等，可用来封堵不同大小的动脉导管，弹簧圈法只用于小动脉导管，一般直径3.5mm以内。双面伞法可用于7mm直径的动脉导管，但对于直径5mm以内的动脉导管效果最好。Amplatzer法现在作为新的封堵装置在临床应用逐渐增多，可用于关闭10mm以内的动脉导管，具有操作简便、疗效肯定、创伤小及并发症少的特点，有良好的临床应用前景。

对于过于粗大或早产儿的动脉导管未闭可考虑使用开胸缝扎的方法。手术一般经左胸第4肋间，进行未闭的动脉导管结扎、钳闭或切断缝合术。对导管粗大、重度肺动脉高压、导管壁有钙化、细菌性导管炎者，可在体外循环下手术。

七、预后

动脉导管闭合术手术死亡率一般在1%以内。术后导管再通率一般为1%左右。动脉导管闭合术的远期效果，视术前有无合并肺血管继发性病变及其程度。在尚未发生肺血管病变之前接受手术的患者可完全康复，寿命如常人。肺血管病变严重呈不可逆转者，术后肺血管阻力仍高，右心负荷仍重，效果较差。

八、先天性心脏病动脉导管未闭封堵术的护理

（一）术前护理

1.心理护理

术前访视患者，对其进行心理疏导，主动对患者及其家属介绍PDA的目的、意义、麻醉方式、手术方式及术后效果。针对患者的年龄、不同的心理做好耐心、细致的解释工

作，取得患者及其家属的合作、信任，关心、安慰、鼓励患者，使患者以最佳心态接受介入治疗。

2.术前准备

协助医生做好有关检验，如三大常规、肝肾功能、胸片及心脏超声等。在做抗菌药物、碘过敏：试验前详细询问患者有无过敏史，并做好记录，向患儿及家属交代有关注意事项。训练患儿在床上解大、小便。

3.局部皮肤准备

进行双侧腹股沟及会阴部备皮时，教会患儿及其家属在清洁皮肤的同时，如何预防着凉。需要时可用软棉物品擦拭局部皮肤。

4.麻醉准备

局部麻醉术前4h禁饮食，静脉复合麻醉术前6h禁食、2h禁饮。

5.静脉通路的准备

选用静脉留置针，以保证患者在活动时液体通路的通畅。手术当日给予5%～10%葡萄糖或葡萄糖氯化钠注射液静脉滴注，保证入液量，以防禁食引起低血容量和低血糖的发生，也有利于穿刺成功。

（二）术中护理

（1）手术前30min进行病例讨论，收集病例信息资料，进行护理评估。准备手术所需的导管耗材，如5F、6F动脉鞘，5F猪尾导管，右心导管等，手术器械，适合的封堵器等。

（2）患儿入导管室前，护士要严格执行"三查七对"，并查看体重、皮试结果及有关检验单，触摸足背动脉，并嘱患儿排尿。

（3）患儿采取平卧位，为避免双上肢影响PDA造影时左侧角度投照影像，所以要双手抱头。静脉复合麻醉者去枕平卧，肩部垫高，双手抱头，用约束带固定，保证呼吸道通畅，及时清理呼吸道分泌物。体重较轻患者臀下垫一软枕，有利于穿刺成功。根据病情给予吸氧，连接多导记录仪、心电监护仪。密切观察生命体征、血氧饱和度等。

（4）术中调节室温，注意保暖，防止感冒。巡视患者，对于清醒的患者，要告知造影时会感到身体发热，不要惊慌。严密观察患者有无不良反应，充分估计术中可能出现的问题及并发症，密切配合术者，发现问题及时处理。

（5）术毕协助医生拔出动脉鞘管，压迫穿刺部位，压迫的力量以穿刺部位不出血及足背动脉搏动良好为标准，观察15～20min后用弹力绷带"8"字包扎，并压迫沙袋，送回病房。根据病情需要，携带监护仪和氧气袋。

（三）术后护理

（1）术后平卧12h，术肢呈伸直位严格制动6h，床上大、小便，防止肢体过早活动引起穿刺部位出血。定时观察穿刺部位情况，及时发现出血。

（2）严密观察心电、血压、脉搏及血氧饱和度的变化，辨别有无心律失常及缺血改变加重，预防并发症。

（3）遵医嘱静脉滴注抗菌药物，补充血容量，防止禁食时间过长而引起的低血糖、低血容量反应，并鼓励患者多饮水，利于造影剂排出。若患者因紧张或不习惯于床上小便，可用热敷或按摩腹部等物理方法促使其排尿，尽量不采用导尿管排尿，以免增加感染机会。

（4）由于穿刺、插管损伤引起动脉痉挛，术后限制活动，加压包扎等因素导致血流缓慢，易诱发血栓形成。注意观察双侧足背动脉搏动强弱是否一致及皮肤颜色、温度，弹力绷带松紧情况，同时询问患者有无肢体麻木感，并指导患者进行关节活动及指趾关节做内屈、外展活动，以防止血栓形成。如足背动脉搏动不能触及，下肢皮肤温度低，要考虑股动脉栓塞；如出现下肢颜色紫暗、肿胀要考虑股静脉血栓形成。发现上述情况应及时报告医生，以便进一步处理。

（5）观察患者的尿液、尿色，如尿常规检查结果中红细胞阳性，则表明有溶血反应，及时通知医生。

（四）出院指导

患者术后3个月避免剧烈活动和强体力劳动，防止封堵伞脱落。术后遵医嘱服用阿司匹林，期间避免各种危险因素，定期复查出凝血时间、血小板计数，合理饮食，注意观察皮肤、牙龈有无出血及大、小便颜色，以便随时调整药量。常规术后1、3、6、9、12个月按时复查，期间如有不适，应随时就诊。

第四节　心肌活检

一、术前护理

（一）心理护理

心肌活检（EMB）为有创性检查，会使患者产生紧张、恐惧的情绪。因此护士应耐心解答患者的每一个问题，告知患者检查的目的、意义、操作程序及注意事项，让患者充分了解检查的重要性，以取得合作。

（二）常规护理

术前1天应检查胸片、超声心动图，查血常规、凝血功能（操作前INR比值应＜1.5）等，患者进入导管室检查前，应监测血压、血氧饱和度及心电图，便于检查后并发症的观察和护理。

二、术中护理

操作过程中护士应严密监测心率、心律、血压、右房压、呼吸和血氧饱和度。若检查过程中患者出现胸痛，心率及血压降低（因心包内出血可刺激迷走神经，导致心率和血压降低），透视下观察心影进行性增大或钳取的组织漂浮在10%的福尔马林之上（说明其含有心外膜脂肪组织），提示患者可能发生心肌穿孔。如果患者血流动力学基本稳定，但怀疑心肌穿孔，可以同时进行床旁超声心动图检查以确诊。一旦患者血流动力学不稳定，护士应该立即配合医生进行超声引导下心包穿刺。大多数凝血功能正常的患者如果出现EMB所致的心肌穿孔，进行单纯心包穿刺抽液或留置引流即可，不必进行外科手术处理。当活检钳进入右室钳取心肌时，几乎所有的患者都会出现室性早搏或短阵的室性心动过速。这种室速均为一过性，是评价活检钳钳取部位的可靠指标，并不需要特殊处理。为减少室速持续时间，活检钳在右室操作时应尽量轻柔，到达目标部位钳取心肌组织时要迅速、准确，手法轻柔。

三、术后护理

（一）一般护理

由导管室返回病区后行12导联心电图检查。严密监测血压、心率、心律、血氧饱和度情况，并与活检前的指标对比。常规心电监护12h。

（二）并发症观察及护理

1.穿刺相关并发症

常见的穿刺并发症有局部出血、气胸、喉返神经损伤、Homer综合征。有经验的操作者严格按规程操作可以明显减少穿刺并发症的发生。与因其他原因进行颈内静脉穿刺相比，EMB的此类并发症并未明显增加。护理人员应注意观察穿刺部位出血、血肿范围，颈部血肿压迫可导致进食或呼吸困难，喉返神经损伤可导致声音哑嘶，必要时做好气管插管准备。

2.三尖瓣关闭不全

有研究显示进行右心室EMB时，活检钳可能导致三尖瓣关闭不全。国外报道心脏移植术后多次EMB监测排异反应，引起三尖瓣中度至重度关闭不全的发生率为6%～32%。护理过程中如观察到患者静脉压增高、三尖瓣听诊区收缩期杂音，提示可能发生三尖瓣关闭不全，可行床旁超声心动图明确诊断，为治疗和护理提供依据。

3.心律失常

心律失常是EMB时常出现的并发症之一。术后12导联心电图和持续心电监测能及时发现各种心律失常。常见的心律失常有右束支传导阻滞（RBBB），因为右侧室间隔为右束支的主要走行部位，在该部位进行活检容易损伤右束支，出现RBBB。传导阻滞的程度与持续时间、钳取损伤传导束的程度有关。轻度损伤导致的传导阻滞可在水肿期后恢复正常。

4.感染

EMB时可出现血栓形成或感染，操作时应及时冲洗鞘管，注意无菌操作。术后3日静脉滴注抗菌药物抗感染，每日伤口消毒并更换敷料，注意体温的监测，及时发现感染征象。

四、出院指导

医护人员应叮嘱患者在出院后保持穿刺部位清洁。若出现局部出血或血肿应尽快返院检查。出院后患者若出现心悸、胸闷、下肢水肿、脉率不齐等表现，应高度警惕急性排异反应或出现活检并发症的可能，应及时就医。

第五节　心导管检查

一、术前护理

（1）向患者及其家属介绍手术的方法和意义，手术的必要性和安全性，以解除患者及其家属的思想顾虑和精神紧张，必要时手术前夜口服地西泮5mg，保证充足的睡眠。

（2）指导患者完成必要的实验室检查（血、尿常规，血型，出、凝血时间，血电解质，肝、肾功能，胸片，超声心动图等）。

（3）根据需要行双侧腹股沟及会阴或锁骨下静脉穿刺区备皮及清洁皮肤。

（4）青霉素皮试及造影剂碘过敏试验。

（5）穿刺股动脉者应检查两侧足背动脉搏动情况并标记，以便术中、术后对照观察。

（6）训练患者床上排尿。

（7）指导患者衣着舒适，术前排尿。

（8）术前不需禁食，术前一餐饮食以六成饱为宜，可进食米饭、面条等，不宜喝牛奶，吃海鲜和油腻食物，以免术后卧床出现腹胀、腹泻。

二、术中护理

（1）备齐抢救药品、物品和器材，严密监测生命体征及心律、心率及血压变化，出现异常及时通知医生并配合处理。

（2）因患者为局部麻醉，在整个检查过程中是清醒的，因此，尽量陪伴在患者身边，与其交谈，分散其注意力，缓解其对陌生环境和仪器设配的紧张、焦虑感等。同时，告知患者出现任何不适应及时告诉医护人员。

（3）维持静脉通路通畅，准确、及时给药。

三、术后护理

（一）一般护理

术后严密监护生命体征，患者回病房后立即行床边心电图检查。以后根据病情，1h内每15min监测血压1次，如病情稳定可2～4h监测血压1次，注意有无并发症的发生。鼓励患者多饮水，一般需要6～8h饮水1000～2000mL，以使注入体内的造影剂通过肾脏排泄。

（二）并发症的观察及护理

1.出血、血肿

因压迫不彻底、应用肝素、制动不够等因素，有些患者发生局部出血或血肿，严重时可导致休克。因此术后第1h内每15min观察1次穿刺部位，如无异常以后每2～4小时观察1次。如有出血或血肿应及时通知医生。

2.血栓

穿刺股动脉植入动脉鞘管，可有股动脉血栓形成。如术侧足背动脉搏动明显减弱或较术前减弱，应考虑股动脉血栓形成，结合肢体皮肤温度及颜色，迅速做出判断，及时发现并通知值班医生。由于患者术后要绝对卧床，术侧肢体制动、弹力绷带加压包扎等影响静脉回流，可导致下肢深静脉血栓形成。注意观察术侧肢体有无肿胀，皮肤紫癜等，如果发现应立即通知医师及时处理。

四、出院指导

（1）出院后患者可以进行一般日常活动，但是体育及健身运动要暂时停止，直至伤口完全复原。伤口周边青紫色的瘀痕会在两周内消散。

（2）腹股沟处的伤口，如有微量的血液渗出，可以用手指按压止血；如果流血不止，要到就近的医院处理；如伤口或下肢红肿，剧痛，应尽快回院检查。

（3）指导患者养成好的生活习惯，戒烟戒酒，少食多餐，勿暴饮暴食，保持大小便通畅。

（4）保持心情愉快，定期回访。

第四章　颅脑疾病患者的护理

第一节　颅脑损伤

一、头皮损伤

（一）头皮血肿

1.病因与分类

头皮血肿按血肿出现于头皮的层次分为皮下血肿、帽状腱膜下血肿和骨膜下血肿。皮下血肿位于皮肤表层与帽状腱膜之间，常见于产伤或碰伤。帽状腱膜下血肿位于帽状腱膜与骨膜之间，是由于头部受到斜向暴力，头皮发生剧烈滑动，撕裂该层间的导血管所致的血肿。骨膜下血肿常由于颅骨骨折引起或产伤所致。

2.临床表现

（1）皮下血肿：血肿体积小、张力高、压痛明显。有时周围组织肿胀隆起，中央反而凹陷，稍软，易误为凹陷性颅骨骨折。

（2）帽状腱膜下血肿：因该处组织疏松，出血较易扩散，严重者血肿边界可蔓延至头部，似戴一顶有波动的帽子，有明显的波动。

（3）骨膜下血肿：血肿多局限于某一颅骨范围内，以骨缝为界，张力高，可有波动。

3.处理原则

较小的头皮血肿无须特殊处理，一般在1～2周内可自行吸收，若血肿较大，则应在严格操作下，分次穿刺抽吸后加压包扎，防止血肿的扩大。已有感染的血肿，切开引流。

4.护理诊断/合作性问题

（1）疼痛：与头皮血肿有关。

（2）潜在并发症：感染、出血性休克。

5.护理措施

（1）减轻疼痛：早期冷敷以减少出血和疼痛，24～48h后改用热敷，以促进血肿吸收，必要时遵医嘱使用小剂量的镇痛剂。

（2）预防并发症：注意观察患者的意识、瞳孔及生命体征等的变化，监测体温是否正常，警惕合并颅骨骨折及脑损伤的可能。休克者，进行抢救治疗。

（二）头皮裂伤

头皮裂伤是常见的开放性头皮损伤，多为锐器或钝器打击所致。头皮血管丰富，出血较多，可引起失血性休克。头皮裂伤较浅时，因断裂血管受头皮纤维隔的牵拉，断端不能收缩，出血量反而比帽状腱膜全层裂伤者多。

现场急救方法是局部压迫止血，检查伤口，争取24h内清创缝合。常规应用抗菌药物和破伤风抗毒素（TAT），注意有合并颅骨骨折及脑损伤的可能。

（三）头皮撕脱伤

头皮撕脱伤是一种严重的头皮损伤，多因发辫受机械力牵拉，使大块头皮自帽状腱膜下层或连同骨膜一并撕脱。它可导致失血性或疼痛性休克，较少合并颅脑骨折及脑损伤。

处理原则：加压包扎止血、防治休克，尽可能在伤后6～8h内清创，必要时行植皮术。急救过程中，用无菌敷料或干净布包裹撕脱头皮，隔水放置于有冰块的容器内，送往医院清创再植。遵医嘱应用镇痛剂缓解疼痛，应用抗菌药预防感染。

二、颅骨骨折

颅骨骨折指颅骨受暴力作用所致颅骨结构的改变。其临床意义不在于骨折本身，而在于骨折所引起的脑膜、脑、血管和神经损伤，可合并脑脊液漏、颅内血肿及颅内感染等。颅骨骨折按骨折部位分为颅盖骨折和颅底骨折，按骨折形态分为线性骨折和凹陷性骨折，按骨折是否与外界相通分为开放性骨折和闭合性骨折。

（一）病理生理

颅腔近似球体，颅骨有一定弹性，有相当的抗压缩和抗牵张能力。当颅骨受到强大外力的打击时，会使着力点局部下陷变形，也会使整个颅腔变形。由于颅骨外板厚、内板薄，内、外骨板表面骨膜覆盖。当受力点呈锥形内陷时，内板首先受较大牵张力而折裂，此时若外力作用终止，外板可弹回复位保持完整，内板造成骨折，骨折片可穿破硬脑膜造成局限性脑挫裂伤，这也是后期外伤性头痛及外伤性癫痫的原因。如果外力持续作用，会导致外板折裂，形成凹陷性骨折或粉碎性骨折。

（二）临床表现

1.颅盖骨骨折

（1）线性骨折：发生率高，局部压痛、肿胀。患者常伴发局部骨膜下血肿。

（2）凹陷性骨折：好发于额、顶部。多为全层凹陷，局部可扪及局限性下陷区。部分患者仅有内板凹陷。若骨折片损伤脑重要功能区，可出现偏瘫、失语、癫痫等神经系统定位病征。

2.颅底骨骨折

多为颅盖骨折延伸到颅底，也可由间接暴力所致，常为线性骨折。颅底部的硬脑膜与颅骨贴附紧密，故颅底骨折时易撕裂硬脑膜，产生脑脊液外漏而成为开放性骨折。依骨折的部位不同可分为颅前窝、颅中窝和颅后窝骨折，其临床表现各异。

（三）辅助检查

1.X线检查

首先检查方法，可显示骨折片陷入颅内的深度。

2.CT检查

有助于了解骨折情况和有无合并脑损伤。

（四）处理原则

1.颅盖骨折

单纯线性骨折无须特殊处理，关键在于处理因骨折引起的脑损伤或颅内出血，尤其是硬膜外血肿；合并脑损伤或大面积骨折片陷入颅腔导致颅内压升高，有脑疝可能者、骨折片压迫脑重要部位引起神经功能障碍者、开放性粉碎性凹陷骨折者需手术治疗。此外，非功能区部位的小面积凹陷骨折，无颅内压增高，但深度超过1cm者可考虑择期手术。

2.颅底骨折

本身无须特别治疗，着重观察有无脑损伤及处理脑脊液漏、脑神经损伤等并发症。合并脑脊液漏时，需预防颅内感染。大部分脑脊液漏在伤后1～2周自愈。若超过1个月仍未停止漏液，可考虑行手术修补硬脑膜以封闭瘘口。若骨折片压迫视神经，应尽早手术减压。

（五）护理诊断/合作性问题

1.有感染的危险

与脑脊液外漏有关。

2.潜在并发症

颅内出血、颅内压增高、颅内低压综合征。

（六）护理措施

1.预防颅内感染，促进漏口早日闭合

（1）体位：嘱患者采取不漏体位，如仰卧位或患侧卧位，维持特定体位至停止漏液后3～5日，借重力作用使脑组织移至颅底硬脑膜裂缝处，促使局部粘连而封闭漏口。如果脑脊液外漏多时，应取头低足高位，以防颅内压过低。

（2）保持局部清洁：在鼻腔或外耳道放置无菌纱布保持干净，头部垫无菌治疗巾，每天2次清洁、消毒外耳道、鼻腔或口腔，注意棉球不可过湿，以免液体逆流入颅。劝告患者勿挖鼻、抠耳。注意不可堵塞鼻腔。

（3）做好"四禁""三不用力"："四禁"即外耳道及鼻腔禁止填塞、禁止冲洗、禁止药物滴入，禁忌做腰椎穿刺术；"三不用力"即不擤鼻涕、不打喷嚏、不剧烈咳嗽，以预防颅内感染及气颅的发生。

（4）注意观察有无颅内感染迹象，如头痛、发热等，遵医嘱应用抗菌药及TAT或破伤风类毒素。

2.及时发现和处理并发症

（1）脑脊液：鉴别脑脊液、血液及鼻腔分泌物，将血性液滴于白色滤纸上，若血迹外周有月晕样淡红色浸渍圈，则为脑脊液漏。或进行红细胞计数与周围血的红细胞比较。另用尿糖试纸测定或葡萄糖定量检测以验别是否存在脑脊液漏，因为脑脊液中含糖而鼻腔分泌物中不含糖。有时颅底骨折伤及颞骨岩部，骨膜及脑膜均已破裂但鼓膜尚完整时，脑脊液可经耳咽管流至咽部进而被患者咽下，故应观察并询问患者是否经常有腥味液体流至咽部。准确估计脑脊液外漏量：在鼻前庭或外耳道口放置干棉球，随湿随换，记录24h浸湿的棉球数，以估计脑脊液外漏量。

（2）颅内继发性损伤：颅骨骨折患者可合并脑组织、血管损伤，导致癫痫、颅内出血、继发性脑水肿、颅内压增高等。因此，应严密观察患者的意识、生命体征、瞳孔及肢体活动等情况，以及时发现颅内压增高及脑疝的早期迹象。

（3）颅内低压综合征：若脑脊液外漏多，可使颅内压过低，出现剧烈头痛、眩晕、呕吐、厌食、反应迟钝、脉搏细弱、血压偏低等症状。在立位时头痛加重，卧位时头痛缓解，可遵医嘱补充大量水分以缓解症状。

三、脑损伤

脑损伤是指脑膜、脑组织、脑血管以及脑神经在受到外力作用时所发生的损伤。

病因与分类

1）根据脑损伤发生的时间和机制分为原发性脑损伤和继发性脑损伤

（1）原发性脑损伤：暴力作用于头部时立即发生的脑损伤，主要有脑震荡、脑挫裂伤及原发性脑干损伤等。

（2）继发性脑损伤：头部受伤一段时间后出现的脑受损病变，主要有脑水肿和颅内血肿等。

2）根据受伤后脑组织是否与外界相通分为开放性脑损伤和闭合性脑损伤

（1）开放性脑损伤：有硬脑膜破裂、脑组织与外界相通者，多由锐器或火器直接造成，常伴有头皮裂伤、颅骨骨折。

（2）闭合性脑损伤：为硬脑膜完整的脑损伤，多由头部接触钝性物体或间接暴力所致。

（一）脑震荡

脑震荡是最常见的轻度原发性脑损伤。为一过性脑功能障碍，无肉眼可见的神经病理改变，但在显微镜下可见神经组织结构紊乱。

1.临床表现

患者在伤后立即出现短暂的意识障碍，持续数秒或数分钟，一般不超过30min。清醒后大多不能回忆受伤前及当时的情况，称为逆行性遗忘，较重者在意识障碍期间可有皮肤苍白、出汗、血压下降、心动徐缓、呼吸微弱、肌张力降低、各种生理反射迟钝或消失。此后出现头痛、头昏、恶心、呕吐等症状。神经系统检查无阳性体征。

2.辅助检查

脑脊液中无红细胞，CT检查亦无阳性发现。

3.处理原则

一般卧床休息1～2周，可完全恢复。可适当给予对症处理，如镇痛、镇静等。

4.护理诊断/合作性问题

（1）焦虑：与缺乏脑震荡相关知识、担心疾病预后有关。
（2）头痛：与脑震荡有关。

5.护理措施

（1）了解患者焦虑情绪：给予心理护理，向患者讲解脑震荡的相关知识，帮助其正确认识疾病，缓解其紧张情绪。
（2）镇痛、镇静：疼痛明显者遵医嘱适当给予止痛药物。
（3）病情观察：少数患者可能发生颅内继发病变或其他并发症，故应密切观察其意识状态、生命体征及神经系统病症。

（二）脑挫裂伤

脑挫裂伤是常见的原发性脑损伤，包括脑挫伤及脑裂伤：前者指脑组织遭受破坏较轻，软脑膜完整；后者指软脑膜、血管和脑组织同时破裂，伴有外伤性蛛网膜下隙出血。由于两者常同时存在，故合称为脑挫裂伤。

1.病理生理

脑挫裂伤可单发，也可多发，好发于额极、颞极及其基底，脑挫裂伤的继发性改变可导致脑水肿和脑血肿。前者通常属于血管源性水肿，可于伤后早期发生，一般3～7天发展到高峰，此期间易发生颅内压增高甚至脑疝。伤情较轻者，脑水肿可逐渐消退，病灶区日后可形成瘢痕、囊肿，并常与硬脑膜粘连，有发生外伤性癫痫的可能；若蛛网膜与软脑膜粘连可影响脑脊液循环，有形成外伤性脑积水的可能；广泛的脑挫裂伤可在数周以后形成外伤性脑萎缩。

2.临床表现

（1）意识障碍：脑挫裂伤最突出的临床表现。一般伤后立即出现昏迷，其程度和持续时间与损伤程度、范围直接相关。多数患者超过半小时，可持续数小时、数天，严重者可长期持续昏迷。
（2）局灶症状和体征：若伤及脑皮质功能区，可在受伤当时立即出现与伤灶区功能相应的神经功能障碍或体征，如语言中枢损伤出现失语，运动区损伤出现锥体束征、肢体抽搐、偏瘫等。若仅伤及额、颞叶前端等"哑区"，可无神经系统缺损的表现。

（3）头痛与恶心呕吐：与颅内压增高、自主神经功能紊乱或外伤性蛛网膜下隙出血有关。

（4）颅内压增高和脑疝：继发颅内血肿或脑水肿所致。可使意识障碍或偏瘫程度加重，或意识障碍好转后又加重。

原发性脑干损伤是脑挫裂伤中最严重的特殊类型，常与弥散性脑损伤并存。患者常因脑干网状结构受损、上行激活系统功能障碍而持久昏迷。伤后早期常出现严重的生命体征紊乱，表现为：呼吸节律紊乱，心率及血压波动明显；双侧瞳孔时大时小，眼球位置歪斜或凝视；亦可出现四肢肌张力增高，中枢性瘫痪等锥体束征以及去大脑强直等；累及延髓时，出现严重的呼吸及循环功能紊乱。

3.辅助检查

（1）影像学检查：CT检查是首选项目，可了解脑挫裂伤的部位、范围及脑水肿的程度，还可了解脑室受压及中线结构移位等情况。MRI检查有助于明确诊断。

（2）腰椎穿刺检查：测量颅内压或引流血性脑脊液，减轻症状，但颅内压明显增高者禁忌腰穿。

4.处理原则

以非手术治疗为主，防止脑水肿，减轻脑损伤后的病理生理反应，预防并发症。经非手术治疗无效或颅内压增高明显甚至出现脑疝迹象时，应做脑减压术或局部病灶清除术。

5.护理评估

（1）健康史及相关因素：了解患者外伤史，伤后有无意识障碍、程度、持续时间及有无脑脊液漏；是否出现头痛、恶心、呕吐等情况；了解患者既往健康状况。

（2）身体状况：患者意识、瞳孔、生命体征及神经系统体征的变化，以及有无颅内压增高的症状。

（3）心理和社会支持状况：了解患者及其家属的心理反应。

（4）辅助检查：CT、X线及MRI检查结果。

6.护理诊断/合作性问题

（1）清理呼吸道无效：与脑损伤后意识不清有关。

（2）营养失调：低于机体需要量：与脑损伤后高代谢、呕吐、高热等有关。

（3）有废用综合征的危险：与脑损伤后意识和肢体功能障碍及长期卧床有关。

（4）潜在并发症：颅内压增高、脑疝、蛛网膜下隙出血、癫痫发作、消化道出血。

7.护理措施

1）保持呼吸道通畅

（1）体位：患者病情稳定后，抬高床头15°～30°，以利于颅内静脉回流；深昏迷或吞咽功能障碍者取侧卧位或侧俯卧位，以利于口腔分泌物排出，防止误吸。

（2）开放：气道，及时清除呼吸道分泌物舌根后坠者紧急情况下可抬起下颌或放置口咽通气道，畅通气道，必要行气管插管或气管切开术，清理口腔、鼻腔及咽部分泌物或血块，保持气道畅通，自主呼吸微弱者，使用呼吸机辅助呼吸。

（3）加强气管插管、气管切开患者的护理：保持室内适宜的温度和湿度，注意湿化气道和有效吸痰。

（4）预防：感染使用抗生素防治呼吸道感染。

2）加强营养

创伤后的应激反应可产生严重分解代谢，使血糖增高、乳酸堆积，从而可加重脑水肿。因此，必须及时、有效地补充能量和蛋白质以减轻机体损耗。早期采用肠外营养静脉补充营养及能量，待肠蠕动恢复后，无消化道出血时，患者可恢复肠内营养，昏迷患者或吞咽功能障碍者可通过鼻胃管或鼻肠管给予营养。要定期评估患者营养状况，如体重、血浆蛋白、血糖、血电解质等，以便及时调整营养素的供给量和配方。

3）病情观察

动态的病情观察是鉴别原发性与继发性脑损伤的主要手段，密切观察患者的意识状态、瞳孔、生命体征、神经系统体征等情况并做好详细及时的护理记录。

1）意识：意识障碍是脑损伤患者最常见的变化。意识障碍的程度可协助辨别脑损伤的轻重；意识障碍出现的快慢和有无继续加重可作为区别原发性和继发性脑损伤的重要依据。观察患者的意识状态，不仅应了解患者有无意识障碍，还应注意意识障碍程度及变化。

（2）生命体征：患者伤后可出现持续的生命体征紊乱。监测时，我们应先测呼吸，再测脉搏，最后测血压，以免因患者躁动而影响测量结果。①体温：伤后早期，由于组织创伤反应，可出现中等程度发热；若损伤累及间脑或脑干，可导致体温调节紊乱，出现体温不升或中枢性高热；丘脑下部或脑干损伤时伤后即发生高热；有感染性并发症时伤后数天可出现体温升高。②脉搏、呼吸、血压：注意脉搏快慢和强弱、呼吸节律和深度，以及血压和脉压变化。若伤后血压上升，脉搏缓慢有力，呼吸深慢，提示颅内压升高，应警惕颅内血肿或脑疝的发生；枕骨大孔疝患者可突然发生呼吸心跳骤停；闭合性脑损伤呈现休克征象时，应检查有无内脏出血，如迟发性脾破裂、应激性溃疡出血等。

（3）瞳孔变化：可因动眼神经、视神经以及脑干部位的损伤引起。观察对比两侧瞳孔的形状、大小及对光反射；两侧睑裂大小是否相等及有无上睑下垂。鉴别视神经损伤与动眼神经损伤可以通过瞳孔有无间接对光反射进行判断。伤后一侧瞳孔进行性散大，对侧肢体瘫痪、意识障碍，提示脑受压或脑疝；双侧瞳孔散大、对光反射消失、眼球固定伴深昏迷或去皮质强直，多为原发性脑干损伤或临终表现；双侧瞳孔大小形状多变、对光反射消失、伴眼球分离或异位，多为中脑损伤；眼球不能外展且有复视者，多为展神经受损；双眼同向凝视提示额中回后份损伤；眼球震颤常见于小脑或脑干损伤。此外，其他某些药物、剧痛、惊骇等也会影响瞳孔的变化，如吗啡、氯丙嗪可使瞳孔缩小，阿托品、麻黄碱可使瞳孔散大。

4）神经系统体征

原发性脑损伤引起的偏瘫等局灶症状，在受伤当时立即出现，且不再继续加重；继发性脑损伤引起的则在伤后一段时间内出现一侧肢体运动障碍且进行性加重，并伴有意识障碍和瞳孔变化，多是小脑幕切迹疝表现，是椎体束纤维损害所致。

5）其他：观察有无脑脊液漏，有无剧烈头痛或烦躁不安，有无呕吐，观察呕吐物的性质等，这些都是颅内压增高的表现或脑疝先兆。

4）并发症的预防和护理：长期卧床可引起多种并发症，应加强观察和护理。

（1）压疮：保持皮肤清洁干燥，定时翻身，消瘦者及高热者常需缩短翻身时间，必要时15～30min翻身一次，同时注意骶尾部、足跟、耳郭等骨隆突部位的皮肤。

（2）呼吸道感染：加强气道护理，定时翻身叩背，及时清理分泌物，保持呼吸道通畅，防止呕吐物误吸，同时可根据药物敏感试验，选用抗生素预防及控制感染。

（3）废用综合征：保持患者肢体于功能位，防止足下垂；每天行肢体关节被动活动及肌肉按摩，防止肢体挛缩和畸形。

（4）泌尿系感染：长期留置导尿管是引起泌尿系感染的主要原因。操作时要严格执行无菌操作；做好会阴部护理，注意留置期间间断夹闭导尿管、定时放尿以训练膀胱贮尿功能；指导多饮水，冲洗尿道，尽早拔出导尿管，减少泌尿系感染的发生率。

（5）暴露性角膜炎：对于眼睑闭合不全者，可涂抹药膏保护角膜，或使用纱布遮盖眼睑，必要时行眼睑缝合术。

（6）外伤性癫痫：任何部位的脑损伤均可能导致癫痫，可采用抗癫痫的药物如苯巴比妥、苯妥英钠等预防发作。发作时使用药物及时控制抽搐，注意观察呼吸情况。

（7）蛛网膜下隙出血：因脑裂伤所致，患者有头痛、发热、颈强直表现。病情稳定、排除颅内血肿以及颅内压增高、脑疝后可协助医生行腰椎穿刺术，放出血性脑脊液，缓解疼痛。可遵医嘱对症处理，如给予解热镇痛药物。

（8）消化道出血：创伤出现的应激反应或大剂量使用皮质激素引起的应激性溃疡可导致消化道出血。应遵医嘱使用止血药和减少胃酸分泌的药物如奥美拉唑等，有呕吐物时要及时清理，防止误吸的发生。

8.健康教育

（1）心理指导：给予适当的安慰与解释，帮助患者树立战胜疾病的信心，实现生活自理，争取早日回归社会。

（2）预防癫痫：指导患者坚持服用抗癫痫药物，不得自行漏药、停药或减量，服用药物至症状完全控制后1～2年。注意保护患者，不能私自外出、参与高危活动等，避免意外发生。

（3）康复锻炼：颅脑损伤后出现偏瘫、失语等功能障碍者，在伤后1～2年内有部分恢复的可能，协助患者制订康复锻炼计划，进行康复训练，提高患者的自信心及生活自理能力。

（三）颅内血肿

颅内血肿是颅脑损伤中最多见、最危险，却又是可逆的继发性病变。由于血肿直接压迫脑组织，常引起颅内压增高的病理生理改变及局部脑功能障碍的症状和体征，若未及时处理，可导致脑疝发生而危及生命，若早期发现并得到及时处理可在很大程度上改善预后。

1.分类

颅内血肿按血肿所在部位可分为硬脑膜外血肿、硬脑膜下血肿和脑内血肿，最常见的是硬膜下血肿；按血肿引起颅内压增高及早期脑疝症状所需时间分为急性型（3天内）、亚急性型（3天至3周）、慢性型（3周以上）。

2.病因

不同部位的颅内血肿有不同的病因。

（1）硬脑膜外血肿与颅骨损伤密切相关：骨折或颅骨的短暂变形撕破位于骨管沟内的硬脑膜中动脉或静脉窦可引起出血，骨折可引起出血，血液积聚使硬脑膜与颅骨分离过程中也可撕破一些小血管而出血。多见于颅盖的线性骨折时，以颞部多见。

（2）硬脑膜下血肿：急性和亚急性硬脑膜下血肿，出血多来自于挫裂的脑实质血管，对冲性脑挫裂伤多见于额颞部；慢性硬脑膜下血肿多发于老年人，大多数有轻微头部外伤史，出血来源及发病机制尚不完全清楚。

（3）脑内血肿，浅部血肿出血均来自于脑挫裂伤病灶，多伴有颅骨凹陷性骨折或严重的脑挫裂伤，常与硬脑膜下和硬脑膜外血肿并存，好发于额叶和颞叶；深部血肿多见于老年人，由脑受力变形或剪力作用使深部血管撕裂所致，血肿位于白质深处，脑表面可无明显挫伤。

3.临床表现

1）硬脑膜外血肿

症状取决于血肿的部位及扩展的速度。

（1）意识障碍：可以是原发性脑损伤直接所致，也可以是因血肿形成导致颅内压增高、脑疝引起，后者常发生于伤后数小时至一两天。典型的意识障碍如下：①原发性意识障碍之后，经过中间清醒期，再度出现意识障碍，并逐次加重；②如果原发性脑损伤较严重或血肿形成较迅速，不出现中间清醒期，伤后持续昏迷或昏迷加重；③如果原发性损失较轻，患者可无原发性昏迷，而是在血肿形成后出现昏迷。

（2）颅内压增高及脑疝表现：一般成人幕上血肿大于20mL、幕下血肿大于10mL，即可引起头痛、恶心、剧烈呕吐、生命体征紊乱等颅高压症状。幕上血肿者大多先经历小脑幕切迹疝，出现患侧瞳孔先缩小后进行性散大，光反射消失，对侧肢体偏瘫进行性加重等症状，然后合并枕骨大孔疝，故先出现意识及瞳孔改变后再出现呼吸和循环障碍。幕下血肿者易发生枕骨大孔疝，呼吸、心跳骤停出现得较早。

2）硬脑膜下血肿

（1）急性和亚急性硬脑膜下血肿：症状类似硬脑膜外血肿，脑实质损伤较重，原发性昏迷时间长，中间清醒期不明显，颅内压增高与脑疝的其他征象多在1～3天内进行性加重。

（2）慢性硬脑膜下血肿：由于出血缓慢，病程较长，患者可有慢性颅内压增高表现，如头痛、恶心、呕吐和视神经盘水肿等；因血肿压迫可导致局部功能障碍，出现偏瘫、失语等症状，或出现智力下降、记忆力减退和精神失常等脑供血不足症状。

（3）脑内血肿：以进行性加重的意识障碍为主，若血肿累及重要脑功能区，可出现偏瘫、失语、癫痫等症状。

4.辅助检查

CT检查可助诊断。

1）硬脑膜外血肿

可示颅骨内板与脑表面之间有双凸镜形或弓形密度增高影，常伴有颅骨骨折和颅内积气。

2）硬脑膜下血肿

（1）急性硬脑膜下血肿可示颅骨内板与脑组织表面之间有高密度、等密度或混合密度的新月形或半月形影。

（2）慢性硬脑膜下血肿可示颅骨内板下低密度的新月形、半月形或双凸镜形影。

3）脑内血肿

脑挫裂伤病灶附近或脑深部白质内见到圆形或不规则高密度血肿影，周围有低密度水肿区。

5.处理原则

通常以手术清除血肿。

6.护理诊断/合作性问题

（1）意识障碍：与颅内血肿、颅内压增高有关。

（2）潜在并发症：颅内压增高、脑疝、手术血肿复发。

7.护理措施

（1）密切病情观察，及时发现颅内压增高：严密观察患者意识状态、瞳孔、生命体征及神经系统病症等变化，及时发现颅内血肿的迹象，并在积极降低颅内压的同时及时做好术前准备。术后注意观察病情变化，判断术后有无血肿复发的迹象及血肿清除后患者病情是否得到改善。

（2）伤口以及引流管的护理：慢性硬脑膜下积液或硬脑膜下血肿，术后患者取平卧位或头低脚高患侧卧位，以便充分引流。保持引流管通畅，引流瓶（袋）应低于创腔30cm，注意观察引流液的颜色、量，判断其性质，发现异常，及时处理。为了防止术后颅内低压，注意不使用强力脱水剂，观察有无头痛、眩晕、血压偏低等颅内低压综合征的表现。通常于术后3天左右行CT检查，证实血肿消失后拔管。

第二节　颅内肿瘤

颅内肿瘤包括原发性和继发性两大类。原发性颅内肿瘤主要起源于颅内各种组织，如脑组织、脑血管、脑膜等组织。继发性颅内肿瘤是身体其他部位恶性肿瘤转移至颅内的病变。颅内肿瘤任何年龄段均可发生，以20～50岁多发，男性发生率稍多于女性。发病部位成人大多好发于大脑半球，小儿好发于后颅窝和大脑中线部位，多与胚胎组织残余有关。

一、病因

颅内肿瘤的病因尚不完全清楚，潜在致病因素有，遗传综合征或特定基因多态性、电磁辐射、神经系统致癌物，过敏性疾病和病毒感染。头部外伤与脑膜瘤形成关联。胚胎发育中细胞或组织残留亦可分发生长为肿瘤，如颅咽管瘤、畸胎瘤等。

二、分类

（一）神经胶质瘤

颅内最常见的恶性肿瘤，主要来源于神经上皮，占颅内肿瘤的40％～50％。其中，星形细胞瘤为最常见的胶质瘤，占胶质瘤的40％，恶性程度较低，生长缓慢，呈实质性与周围组织分界不清者，不易彻底清除，术后易复发；呈囊性者分界较清，若切除彻底有望根治。多形性胶质母细胞瘤恶性程度最高，并且进展快，对放疗和化疗均不敏感；髓母细胞瘤高度恶性，多见于2～10岁儿童，好发于第四脑室，常侵犯小脑半球及延髓。少突胶质细胞瘤与室管膜瘤术后易复发，需放疗及化疗。

（二）脑膜瘤

约占颅内肿瘤的20％，良性居多，生长较缓慢，多位于大脑半球矢状窦旁，彻底切除可预防复发。脑膜肉瘤是脑膜瘤的恶性类型，易复发，预后差。

（三）垂体腺瘤

来源于腺垂体的良性肿瘤，成人多见，根据细胞的分泌功能不同，可分为生长激素腺瘤（GH瘤）、催乳素腺瘤（PRL瘤）、促肾上腺皮质激素腺瘤（ACTH瘤）、混合性腺瘤。手术摘除是首选的治疗方法。

（四）颅咽管瘤

颅内良性肿瘤，占颅内肿瘤的2.5％～4％，发病率高峰在5～10岁，多位于蝶鞍膈上。

（五）听神经瘤

颅内良性肿瘤，占颅内肿瘤的8％～10％，源于前庭神经上支细胞，发生在内听道段。

三、临床表现

（一）颅内压增高

随着颅内肿瘤的不断增大、体积不断增加或颅内肿瘤阻塞脑脊液通路，约90％以上的患者可出现颅内压增高症状和体征，表现为逐渐加重的头痛，常伴有喷射性呕吐、视神经盘水肿。轻者可引发视神经减退、视野缩小，重者可引起意识障碍、脑疝等危及生命。

（二）局灶症状与体征

不同部位的颅内肿瘤对脑组织造成的压迫和损害程度不同，所表现的症状也不同，如头痛、意识障碍，癫痫发作，视力、视野、嗅觉缺失，运动、感觉障碍，共济失调等。

（三）激素及内分泌紊乱

垂体腺瘤常因垂体或靶腺功能亢进或减退导致相应症状，如肢端肥大，巨人症，女性停经、泌乳、不育等，男性性欲下降、阳痿等。肿瘤影响垂体腺及下丘脑功能，表现为性发育迟缓，侏儒症，肥胖及间脑综合征。

四、辅助检查

（一）CT、MRI检查

目前最常用的诊断颅内肿瘤的方法。CT诊断颅内肿瘤主要通过直接征象（肿瘤组织形成的异常密度区）及间接征象来判断。MRI检查可对肿瘤进行定位与定性诊断。

（二）血清内分泌激素

蝶鞍区肿瘤需做血清内分泌激素的检测。

五、处理原则

（一）非手术治疗

1.降低颅内压

缓解颅内压增高症状，为手术治疗争取时间。常用治疗方法有脱水治疗、激素治疗、冬眠低温治疗和过度换气等。

2.药物治疗

溴隐亭为治疗PRL瘤有效药物，90%患者瘤体体积缩小，可使女性患者泌乳消失、恢复月经甚至正常生育；化学药物治疗逐渐成为重要的综合治疗手段之一，但在化疗过程中注意防止肿瘤坏死出血、骨髓造血功能抑制等不良反应的发生。常用药物有卡莫司汀、尼莫司丁等。

3.放射治疗

主要适用于肿瘤位于重要功能区、部位深不宜手术或患者全身情况差不允许手术及某些对放射治疗敏感的恶性肿瘤，也可作为术后辅助治疗，分为内照射法和外照射法两种。儿童最好推迟放射治疗，以免影响发育。

4.其他治疗

免疫治疗、中医药治疗等。

（二）手术治疗

最直接、最有效的方法，尽可能保障神经功能的前提下切除肿瘤。

六、护理评估

（一）健康史

评估患者有无脑肿瘤家族史，有无心血管疾病或其他病史，有无放射线、化学药物接触史以及发病以来的病情演变过程，曾做过何种检查，用什么药物治疗过。

（二）身体状况

评估生命体征、意识、瞳孔状况、肌张力、感觉功能以及各种生理反射；评估患者有无颅内压增高症状、肢体功能情况，了解生活自理能力及肢体受影响程度；患者有无电解质和酸碱平衡紊乱，有无营养失调，能否耐受手术。

（三）心理社会

评估患者及家属的心理状态，了解他们对所患肿瘤的手术治疗方法、预后以及对治疗的期盼程度；了解患者有无焦虑、恐惧心理；了解家属对患者疾病的关心程度和支持能力。

（四）辅助检查

通过CT及MRI检查，评估肿瘤位置，周围脑组织水肿、正常结构移位情况和是否存在脑积水等并发症，肿瘤对周围结构的浸润程度。

（五）术后评估

手术方式、麻醉方式、术中情况，引流管放置位置、引流目的、引流情况。

七、护理诊断/合作性问题

（一）疼痛

与颅内压增高、手术伤口有关。

（二）营养失调：低于机体需要量

与呕吐、食欲下降、放疗、化疗有关。

（三）潜在并发症

颅内压增高、脑疝、颅内出血、感染、中枢性高热、癫痫发作等。

八、护理措施

（一）术前护理

（1）严密观察病情：监测患者血压、脉搏、呼吸的变化。当患者出现意识障碍、瞳孔不等大、缓脉、血压升高等症状时，提示有发生脑疝可能，应立即报告医生。

（2）加强安全防护：做好昏迷、偏瘫、失语和视力改变患者的生活护理及安全防护，防止坠床、摔伤和自伤、走失等。

（3）做好各项检查和术前常规准备：经口鼻蝶窦入路手术的患者，术前需剃胡须、剪鼻毛。

（4）避免引起颅内压增高的因素：注意保暖，预防感冒，适当应用缓泻剂，保持大便通畅。

（二）术后护理

1.体位

（1）幕上开颅术后患者应卧向健侧，避免切口受压。

（2）幕下开颅术后早期宜取去枕侧卧或侧俯卧位。

（3）经口鼻蝶窦入路手术后取半卧位，以利伤口引流。

（4）后组脑神经受损、吞咽功能障碍者只能取侧卧位，以免口咽部分泌物误入气管。

（5）体积较大的肿瘤切除后，24～48h内手术区应保持高位，以免突然翻动时脑组织发生移位。搬动患者或为其翻身时，应有人扶持头部使头颈部成一直线，防止头颈部过度扭曲或震动。

2.密切观察

监测患者意识状态、瞳孔、血压、脉搏、呼吸的变化及肢体活动状况，发现异常立即通知医生。

3.伤口的护理

注意观察伤口有无渗血、渗液及渗出液量、性状，发现异常及时通知医生。

4.引流管的护理

（1）妥善放置引流袋，术后早期，高度与头部创腔保持一致，以保证创腔内有一定的液体压力，可避免脑组织移位，引起颅内血肿。尤其是位于顶后枕部的创腔，术后48h内，不可随意放低引流袋。

（2）脑室引流管应抬高，距头皮出口平面10～20cm。

（3）术后48h后，可将引流袋略放低，以较快引流出创腔内的液体，使脑组织膨出，以减少局部残腔，避免局部积液造成颅内压增高。若术后早期引流量多，应适当抬高引流袋。

（4）拔管：引流管放置3～4天，当血性脑脊液转清时，即可拔除引流管，以免形成脑脊液漏。

5.饮食护理

保证足够蛋白质、热量、维生素的摄入。

（1）意识清醒，无人工气道，次日即可经口进食流质饮食，第二天给予半流质饮食，以后逐渐过渡到普通饮食。

（2）昏迷患者无消化道出血即可早期开展鼻饲，以保证营养供给。

（3）颅后窝手术或听神经瘤手术后，因舌咽、迷走神经功能障碍而发生吞咽困难、饮水呛咳者，应严格禁食禁饮，采用鼻饲供给营养，待吞咽功能恢复后逐渐练习进食。

6.癫痫的护理

癫痫症状多发生在术后2～4天，应及时准确应用抗癫痫药物，发作时应保护患者安全防护，保持呼吸道通畅。

7.并发症的观察与护理

（1）颅内压增高、脑疝：密切观察生命体征、神志、瞳孔、肢体功能和颅内压的变化等情况。若患者昏迷加深，脉搏慢而有力，血压升高，提示颅内压升高，应遵医嘱采取降低颅内压的措施。

（2）颅内出血：多发生于术后1～2天，是脑手术后最危险的并发症，常表现为意识障碍加深或颅内压增高的征象，及时报告医生并做好手术准备。

（3）脑脊液漏：注意伤口、鼻、耳等处有无脑脊液漏。经口鼻蝶术后避免剧烈咳嗽，以防脑脊液鼻漏。若出现脑脊液漏，及时通知医生，并做好相应护理。

（4）感染：切口感染发生于术后3～5天，表现为伤口疼痛、红肿、压痛和皮下积液，肺部感染常发生在术后1周左右。严格无菌操作，加强营养支持，合理使用抗生素预防感染。

（5）尿崩症：主要发生于鞍上手术后。患者出现多尿、多饮、口渴，每天尿量大于4000mL，尿量多时达200mL/h，尿比重低于1.005。遵医嘱给予神经垂体后叶素治疗时，应准确记录液体出入量，根据尿液的增减和血清电解质含量调节用药剂量。尿量增多期间，必须注意补钾，每1000mL尿量补充1g氯化钾。

九、健康指导

（1）遵医嘱按时服用抗癫痫药，不可随意减量和停药。定期复查白细胞和肝功能。

（2）合理搭配饮食，保证营养的摄入。出院后若需要继续鼻饲流食者，要仔细教会患者家属鼻饲的方法和注意事项。

（3）术后1个月内不要洗头，头皮发痒可用酒精棉擦拭，不要用手搔抓伤口。

（4）坚持功能锻炼：瘫痪的肢体坚持被动和主动锻炼；失语、记忆和智力减退患者，尽早进行语言和智力训练。

（5）定期复查，观察有无肿瘤复发情况，及时进行放疗和化疗，若出现颅内压增高和精神症状，应及时到医院检查和治疗。

第五章 颈部疾病患者的护理

甲状腺为人体内最大的内分泌腺体，重20～30g，位居甲状软骨下方、气管两旁，由峡部和左右两个侧叶构成。甲状腺腺体被结缔组织分割成许多小叶，每个小叶均由许多甲状腺滤泡构成。滤泡是甲状腺的结构与功能单位，产生并分泌甲状腺素（T4）及三碘甲状腺原氨酸（T3）。正常情况下，成人甲状腺不易触摸到。

甲状腺主要由两侧的甲状腺上、下动脉供血。甲状腺共有上、中、下三条静脉，前两者汇入颈静脉，后者汇入无名静脉。甲状腺的淋巴液汇入颈深淋巴结。喉上神经来自迷走神经，分为内外两支：内支为感觉支，分布在喉黏膜上；外支为运动支，支配环甲肌，使声带紧张，受损后可出现声带松弛，声音低钝。喉返神经也来自迷走神经，支配声带运动，一侧喉返神经受损，可出现声带麻痹，声音嘶哑，双侧受损，可导致窒息。

甲状腺激素影响机体的热能代谢，小剂量可促进酶及蛋白质合成，并增加全身组织细胞的氧耗及产热；大剂量则抑制蛋白质合成，可使血浆、肝及肌肉中游离氨基酸增高。对糖代谢的作用呈两面性，除加快肠道对糖的吸收外，与胰岛素及儿茶酚胺呈协同作用。甲状腺激素促进机体生长发育及组织分解，主要在出生后影响脑和长骨的生长发育。如甲状腺素分泌不足，则代谢全面下降等。甲状腺滤泡旁C细胞分泌降钙素（CT）抑制骨钙的再吸收，与甲状旁腺激素（PTH）一起调节钙、磷代谢，影响血钙水平。

甲状旁腺分为上下两对，位于甲状腺侧叶的后面。甲状旁腺含颗粒的主细胞分泌PTH。PTH促进破骨细胞活动，增加骨钙的再吸收；促进肾小管钙的再吸收，减少尿钙排出；与降钙素及1，2-二羟基维生素D3共同调节体内钙、磷代谢。

甲状腺的功能活动与人体各器官、各系统的活动及外部环境相互联系、相互影响，并受下丘脑、垂体前叶及其分泌的促甲状腺素（TSH）调节。促甲状腺素可促进甲状腺素的合成与分泌，它本身又受血液中甲状腺素浓度的影响。血中甲状腺素浓度下降或甲状腺素的需要量增加时，可引起促甲状腺素分泌增加，促进甲状腺的增生肥大和功能上的改变；血中甲状腺素的浓度增加到一定程度后，又能抑制促甲状腺素的分泌，以维持人体内在活动的动态平衡。

第一节 甲状腺功能亢进

甲状腺功能亢进，简称甲亢，是由各种原因引起的甲状腺激素分泌过多所致的神经、循环、消化等系统兴奋性增高和代谢亢进为主要表现的临床综合征，多见于女性。

一、病因病理

主要分为原发性甲亢、继发性甲亢和高功能腺瘤三类。

原发性甲亢最常见，占80%～90%。在甲状腺肿大的同时，伴甲亢症状。患者年龄多在20～40岁之间，两侧腺体呈弥散性、对称性肿大，常伴有眼球突出，亦称Graves病。本病是以遗传易感为背景，在感染、精神刺激等因素作用下，诱发体内的免疫功能紊乱，患者体内能产生多种刺激甲状腺的自身抗体，刺激甲状腺上皮细胞增生，导致甲状腺激素大量分泌。

继发性甲亢多继发于单纯性甲状腺肿，较少见。病因未完全明了，患者往往有结节性甲状腺肿病史多年，继而出现甲亢症状。患者年龄多在40岁以上，两侧腺体呈不对称性、结节性肿大，软硬不一，可有钙化，无眼球突出。

高功能腺瘤为腺体内单个自主性高功能结节引发甲亢症状，结节周围的甲状腺组织呈萎缩性改变，无眼球突出，少见。其病因目前尚不清楚。

临床上也有少部分患者出现碘源性甲亢（多因一次或多次摄入大剂量的碘或含碘药物所致）、垂体性甲亢（因垂体瘤或下丘脑-垂体功能紊乱所致促甲状腺激素分泌过多引起）、HCG相关性甲亢（妊娠和滋养层细胞疾病分泌大量HCG刺激甲状腺所致）及医源性甲亢（由于替代治疗时使用甲状腺激素过量所致）等。

二、临床表现

患者往往性情急躁易怒、易激动，多语，失眠多梦，怕热多汗，近端肌无力、震颤，食欲亢进但却消瘦、体重下降，大便次数增多甚至腹泻，易疲乏。

甲状腺常呈弥散性、对称性肿大，质地柔软，边界不清，随吞咽上下移动，无压痛，触诊有震颤，听诊可闻及血管杂音（尤其在甲状腺上动脉进入上极处更为明显）。

心悸、脉快且有力，脉率常在100次/分以上，休息和睡眠时仍快，收缩压升高致脉压差增大。脉率增快和脉压升高常作为判断病情严重程度和治疗效果的重要标志。病程长，伴有左心肥大时可出现收缩期杂音，严重者可出现心律失常、心力衰竭。继发性甲亢易发生心肌损害。

双侧眼球突出、眼裂增宽和瞳孔较大常为原发性甲亢的典型症状。同时可出现视力减退、畏光、复视、结膜充血、眼部肿痛和流泪，严重者因损伤角膜和视神经致失明。查体可见Stellwag征、Von Graefe征、Mobius征及Joffroy征等眼征表现。

有的患者还可出现停经、阳痿，个别患者还伴有周期性肌麻痹和局部性胫前黏液水肿。

三、辅助检查

（一）基础代谢率（BMR）测定

多采用脉压和脉率计算的方法，基础代谢率（BMR）＝（脉压＋脉率）－111。正常值为-10%～+10%，+20%～+30%为轻度甲亢，+30%～60%为中度甲亢，+60%以上为重度甲亢。

（二）甲状腺摄^{131}I率的测定

正常甲状腺24h内摄量为人体总量的30%～40%。如果在2h内甲状腺摄取^{131}I量超过人体总量的25%，或24h内超过50%，且吸^{131}I高峰提前出现，均提示甲亢。但摄取的速度和积聚的程度并不能反映甲亢的严重程度。

（三）血清T3和T4测定

甲亢时血清T3常高于正常的4倍，T4常高于正常的2.5倍。T3的测定对甲亢的诊断更敏感。测定游离T3、T4更能反映甲状腺功能。

四、处理原则

甲亢目前常用抗甲状腺药物治疗、放射性^{131}I治疗和外科手术治疗三种方法。

（一）抗甲状腺药物治疗

抗甲状腺药物疗效肯定、安全，很少引起持久性甲低，但疗程长，复发率高，可使粒细胞减少。常用药物如硫脲类药物丙硫氧嘧啶和咪唑类药物甲巯咪唑。抗甲状腺药物治疗主要用于病情轻、甲状腺较小者，年龄小于20岁者，合并有严重器质性疾病不能耐受手术者，也可作为甲状腺手术治疗的术前准备。

（二）放射性^{131}I治疗

国外甲亢的首选治疗方法，但其主要不良反应是治疗后早期或后期出现甲减。放射性^{131}I治疗主要用于：成人甲状腺Ⅱ度肿大以上甲亢；抗甲状腺药物过敏者，或因其不良反应而不能再继续服药者；有严重器质性疾病不能耐受手术者；手术后复发者；药物治疗无效或治疗后复发而又不愿意手术者；甲亢合并白细胞较少者；某些高功能结节者；老年甲亢患者。

（三）甲状腺大部切除术

此法仍然是国内目前治疗甲亢的一种常用且有效的方法。

手术适应证：中度以上的原发性甲亢；继发性甲亢；高功能腺瘤；腺体较大，有压迫症状或胸骨后甲状腺肿等类型的甲亢；抗甲状腺药物或^{131}I治疗后复发者，或坚持长期用药有困难者；妊娠早、中期的甲亢患者具有上述指征者。

五、护理评估

（一）健康史

了解患者甲亢的种类。原发性甲亢患者应了解发病前有无精神刺激、病毒感染等诱发因素存在；了解有无家族发病史或其他自身免疫性疾病，如桥本甲状腺炎等。继发性甲亢或高功能腺瘤的患者，应了解有无结节性甲状腺肿或甲状腺瘤等病史。

（二）身体状况

评估甲状腺的质地、大小、活动度及有无压迫症状。评估患者有无心悸、胸部不适、心率增快与脉压增大程度等心血管系统改变，及早发现心律失常或甲亢性心脏病表现。评估患者有无多言多动、烦躁易怒、失眠震颤等精神神经系统兴奋表现及其程度。评估患者有无突眼及球后软组织、眼外肌、角膜受累，有无视力受损。评估患者营养状态与排便情况。评估患者有无肌无力、周期性麻痹、月经异常等其他状况。

（三）心理社会

患者易激动、不合作、失眠、易产生抱怨情绪，同时患者易产生紧张和恐惧，受到不良刺激后会更加明显，也是致甲亢症状加重的原因之一。甲亢患者多为女性，甲状腺肿大或有突眼者，影响外观，易产生自卑感而有碍自尊和社交活动。同时应评估甲亢对患者生活和工作是否有影响，患者对本病基本知识的了解程度，家属及其周围人群是否对患者给予心理安慰、对疾病的治疗是否能够给予大力支持等。

（四）辅助检查

测定基础代谢率，在患者清晨、空腹、安静、无任何刺激（冷与热）下反复多次测量，了解甲亢程度，选择手术时机；协助医生进行甲状腺摄^{131}I率和血清T3、T4测定，以评估甲状腺功能；颈部X线摄片，检查气管壁有无软化，了解气管有无受压或移位；心电图检查，了解心脏有无扩大、杂音或心律不齐等；喉镜检查，了解声带功能；血清钙和磷测定，检查神经肌肉的应激性有无增高，了解甲状旁腺功能。

（五）术后评估

麻醉方式、手术类型、局部伤口情况及术后并发症情况。

六、护理诊断/合作性问题

（一）营养失调（低于机体需要量）

与基础代谢率显著增高有关。

（二）睡眠型态紊乱

与机体自主神经系统功能紊乱、交感神经过度兴奋有关。

（三）焦虑

与心理不适、交感神经过度兴奋、环境改变、手术治疗有关。

（四）切口疼痛

与手术创伤有关。

（五）清理呼吸道无效

与咽喉部及气管受刺激有关。

（六）知识缺乏

缺乏甲状腺功能亢进的相关防治知识。

（七）潜在并发症

窒息与呼吸困难、甲状腺危象、喉返神经损伤、喉上神经损伤、手足抽搐等。

七、护理措施

（一）术前护理

1.心理护理

对患者应和蔼可亲，介绍手术的必要性和方法，以及手术前后应配合的事项，消除患者对手术的顾虑和恐惧，避免紧张与情绪激动。对精神过度紧张或失眠者可遵医嘱给予镇静剂或安眠药。避免和病情危重的患者同住一室，以免患者情绪不安。向同病室患者介绍甲亢的基本知识，以获得同室病友的理解或忍让。限制来访探视次数，减少外来过多的不良刺激，保持愉快的生活氛围，使患者的情绪稳定。术前晚予以镇静催眠剂，使其身心处于接受手术的最佳状态。

2.生活护理

（1）注意休息：保持环境安静和通风良好，指导患者少活动，适当卧床休息，以避免体力过多消耗。

（2）卧位：睡眠时应抬高枕侧卧位，颈部略微屈，以减轻肿大的甲状腺对气管的压迫。

（3）饮食：应给予高热量、高蛋白质和富含维生素、矿物质的清淡饮食，鼓励多饮水，注意维持患者的液体平衡，加强营养支持。忌饮用咖啡、浓茶，烟酒及辛辣等具有较强中枢神经兴奋作用及刺激性食物。

（4）保护眼睛：对于突眼及眼裂增宽的患者，卧床时要保持半卧位或头部抬高位，避免眼部充血。睡眠时应使用眼药膏或油纱布遮盖眼部，避免角膜干燥受损后发生溃疡。

3.完善术前检查

遵医嘱，协助医生完善术前检查。

4.药物准备

用药物降低基础代谢率是甲亢患者手术前准备的重要环节。中度甲亢患者，应遵医嘱指导其服用碘剂，即复方碘化钾溶液（Lugol's溶液，卢戈氏溶液）。碘剂作用是抑制甲状腺激素的释放，减少甲状腺对血运的影响，使腺体变小变硬，以利于手术进行。口服复方碘化钾溶液每天3次，由3滴/次开始，以后逐日每次增加1滴至16滴，并维持此剂量至手术日，需2～3周。待患者情绪稳定，睡眠好转，体重增加，脉搏稳定在90次/分以下，基础代谢率在+20%以下时，即可考虑施行手术。重度甲亢患者单纯使用碘剂往往控制效果不佳，可先遵医嘱使用硫脲类药物降低甲腺素的合成，控制甲亢症状，当症状得到明显控制时停服硫脲药物，改用碘剂，当达到上述甲亢症状控制标准时，施行手术。对于心率控制效果不佳者，可合用心得安。在服用复方碘化钾溶液的同时，从术前4～7天开始口服心得安，每次20～40mg，每6h一次，当甲亢的主要症状、脉率接近正常时即可手术。术前1～2h还须服心得安一次，术前不用阿托品，以免心动过速。

5.体位

准备患者入院后要教会其在术中的体位，即头颈过伸位。反复练习使患者在术前有充分的准备，以便在术中密切配合。

6.其他

术前做好皮肤准备和手术后紧急抢救的准备，如气管切开包、吸引器等。术前教会患者有效咳嗽、深呼吸的方法，督促患者戒烟，防止呼吸道感染的发生。

（二）术后护理

1.一般护理

（1）卧位：血压平稳后取半卧位，有利于呼吸和渗出液的引流。应鼓励患者在床上变换体位、起身、咳嗽，但注意保持患者头颈部的固定。

（2）饮食与营养：麻醉清醒后患者即可进少量温水，不可过热，以免颈部血管扩张，加重创口渗血。术后1～2天，无呛咳、误吸等不适，可进流质饮食，但不能过热或过快，以后逐步过渡到半流质和软饭。鼓励患者加强营养，促进伤口愈合。

（3）观察病情：监测生命体征直至平稳。若发现呼吸困难，应迅速联系医生，查明原因，采取果断措施，保持呼吸道通畅；如患者高热、脉快、烦躁不安，应警惕甲状腺危象的发生；麻醉清醒后，应尽早了解有无喉返、喉上神经的损伤，应鼓励患者讲话，以检查患者发音情况；注意患者饮水时有无呛咳。

（4）切口渗血情况：甲亢术后患者切口常规放置橡胶引流片或引流管1～2天，应密切观察引流物的量、颜色及其性状，注意切口渗血情况，及时更换敷料，估计并记录出血量，及时发现有无切口瘀血肿胀，避免出现气管受压。

（5）保持呼吸道通畅：鼓励或帮助患者咳嗽、咳痰，以免痰液阻塞气管。床边常规准备气管切开包、给氧和吸痰设备以及抢救药品，以备急救。

（6）术后特殊药物的应用：术后需要继续服用复方碘化钾溶液，每天3次，从16滴/次开始，逐天每次减少1滴，直至3滴/次时停用。术前应用过心得安的患者，术后需继续口服心得安4～7天后停药。

2.术后并发症的护理

1）呼吸困难和窒息

术后最危重的并发症，多在术后48h内发生。常见原因与处理：

（1）切口内出血压迫气管，可出现切口处渗血，颈部肿胀。应立即报告医生，床边拆除切口缝线，清除血肿，进行妥善彻底止血，必要时行气管切开术。

（2）痰液阻塞气道时，应立即吸痰，如无效再做气管切开或气管插管术。

（3）喉头水肿是由于手术操作刺激或气管插管引起。可用蒸汽吸入疗法和静脉滴注氢化可的松100～200mg或地塞米松30mg，呼吸困难无好转时可行环甲膜穿刺或气管切开。

（4）气管塌陷是切除大部分甲状腺后、已经软化的气管壁失去支持所致，发现时应及时做气管切开术。

（5）双侧喉返神经损伤，可引起双侧声带麻痹，出现呼吸困难和窒息，发现时也应及时做气管切开术。

2）喉返神经损伤

术中切断、缝合、结扎喉返神经所致的损伤，为永久性损伤；由钳夹、牵拉、血肿压迫、炎症粘连所致的损伤，为暂时性损伤。患者术后发音正常，若第2天出现声音嘶哑，多因局部水肿压迫神经所致，一周左右可恢复；对喉返神经已经损伤的患者，应认真做好解释工作；如暂时性损伤，一般经针刺、理疗等处理，3～6个月内可逐渐恢复；如一侧喉返神经受损伤，则可由对侧代偿而好转；若双侧喉返神经损伤则需要手术修补。

3）喉上神经损伤

喉上神经外支受损可引起声带松弛，术后说话音调变低；喉上神经内支受损，饮水时可发生呛咳，甚至出现误咽。一般经针刺、理疗后症状可明显改善；术后进食有呛咳者，应取坐位或半坐位进食，予半流质或干食，缓慢吞咽，尤其应注意避免饮水时误咽。

4）手足抽搐

术中挫伤或误切除甲状旁腺所致，可引起低钙性抽搐。轻者仅有面部、口唇周围和手足出现针刺感、麻木感或强直感；重者可发生喉或膈肌的痉挛，引起呼吸困难甚至窒息。如果仅因血肿压迫或牵拉所致，大约一周内症状可消失。护理应注意适当限制肉类、乳类和蛋类等含磷较高食品，减轻对钙吸收的影响。抽搐发作时，可立即静脉注射10%葡萄糖酸钙或氯化钙10～20mL予以缓解。症状轻者可口服葡萄糖酸钙或乳酸钙；症状重或长期不能恢复者，可加服维生素，以促进钙自肠道的吸收。口服二氢速固醇油剂效果更佳，但需注意定期监测血钙的变化。

5）甲状腺危象

甲状腺术后的严重并发症。术前甲状腺准备不充分，症状没有得到很好的控制，术中大量的甲状腺激素入血，可诱发甲状腺危象，多在术后12～36h内出现。表现为高热（39℃以上）、脉快（120次/分以上）、烦躁、谵妄甚至昏迷并伴有呕吐、腹泻、水样便等，如处理不及时或不当，患者常很快死亡。预防的关键是正确把握手术时机，只有甲亢患者基础代谢率在＋20%以下时才考虑施行手术，术后应继续服用碘剂。术后早期对患者定期巡视，加强病情观察，一旦发生危象，立即配合治疗。

（1）镇静：常用苯巴比妥钠100mg，或冬眠合剂Ⅱ号半量，肌内注射，6～8h一次。

（2）吸氧：以减轻组织的缺氧。

（3）应用碘剂：口服复方碘化钾溶液，首次3～5mL，以后每4～6h服2～3mL，紧急时以10%碘化钠溶液5～10mL加入10%葡萄糖溶液500mL中静脉滴注。

（4）氢化可的松：每天200～400mg，分次静脉滴注。

（5）肾上腺素能阻滞剂：可用普萘洛尔5mg加10%葡萄糖溶液100mL静脉滴注以降低周围组织对肾上腺素的反应。

（6）降温：用退热剂、冬眠药物和物理降温等，保持患者体温在37℃左右。

（7）营养支持：静脉补充足量葡萄糖溶液和电解质溶液，补充能量，维持体液平衡。

（8）有心力衰竭者，加用洋地黄制剂。

（9）保持病房安静，避免强光、噪声的刺激。

八、健康指导

（1）休息与活动：活动时以不感疲劳为度，适当增加休息时间，维持充足的睡眠，防止病情加重。

（2）心理指导：指导患者自我控制情绪，防止情绪过激；避免剧烈活动，做到动静结合。

（3）指导患者进行深呼吸和咳嗽咳痰训练，术后避免感冒，预防肺部并发症。

（4）饮食与营养：高热量，高蛋白质，高维生素及矿物质丰富的饮食；充足的水分，每天2000～3000mL；牛奶、鸡蛋、面包、汉堡、牛肉、各种蔬菜、水果、豆类、肝脏、蘑菇等；避免含碘丰富的食物，禁食海产品，如海带、紫菜、贝类等，凭医生处方到指定药房购买无碘盐食用；禁止摄入刺激性的食物及饮料，如咖啡、可乐、浓茶等，减少粗纤维食物的摄入，如韭菜、芹菜、菠菜、粗粮等，以便减少排便次数。

（5）眼部护理：采取保护措施，预防眼睛受到刺激或伤害。外出戴深色眼镜，减少光线、灰尘和异物的侵害。经常以眼药水湿润眼睛，避免过度干燥，睡前涂抗生素眼膏，眼睑不能闭合者用无菌纱布或眼罩覆盖双眼。睡觉或休息时，抬高头部，减轻球后水肿。指导患者当眼睛有异物感、刺痛或流泪时，勿用手直接揉眼睛；指导患者定期检查角膜以防角膜溃疡造成失明。

（6）碘剂使用：指导患者正确服用碘剂。碘剂可刺激胃黏膜引起呕吐、畏食，因此要在饭后服用，服用时要将其稀释，即滴在冷开水中或馒头、面包上服用。

（7）术后颈部无力者，有计划地指导患者做好颈部肌肉训练，促进功能恢复。

（8）若患者出现言语行动缓慢、表情淡漠、记忆力下降，水肿、疲乏无力等现象，要警惕甲状腺功能减退（甲减）的发生，这时应向患者做好解释工作，告诉患者大部分甲减是暂时的，应用甲状腺片替代治疗多数可以恢复正常。术后一段时间内如有声音嘶哑、失音等症状可结合理疗、针灸及药物治疗，告诉患者不要过分紧张。

（9）定期复查。

第二节 单纯性甲状腺肿

单纯性甲状腺肿是因缺碘、先天性甲状腺激素合成障碍或致甲状腺肿物质等多种原因引起的非炎症性、非肿瘤性甲状腺肿大，不伴甲状腺功能减退或亢进表现。多发生于青春期、妊娠、哺乳期和绝经期，女性发病多于男性。

一、病因病理

（一）碘缺乏

（1）碘摄入不足：地方性甲状腺肿流行地区的食物与饮水中含碘量较非流行地区

低，导致碘摄入不足。碘缺乏是地方性甲状腺肿的最常见原因。

（2）碘需要量增加：儿童生长期、青春期、妇女妊娠期、哺乳期或感染、创伤、寒冷等状下，机体对甲状腺素和碘的需要量增加，在碘供应相对或绝对不足的情况下，甲状腺代偿性暂时性肿大，可诱发或加重本病。

（二）甲状腺激素合成和分泌障碍

（1）长期大量食用某些食物，如木薯、萝卜、卷心菜、大豆、豌豆、花生、黄豆、核桃、栗子等能阻止甲状腺激素的生物合成或妨碍肠道内甲状腺激素的重吸收。

（2）家族性先天性甲状腺激素合成酶缺陷，可导致甲状腺激素合成和分泌障碍。

（三）致甲状腺肿物质

对氨基水杨酸、硫脲类药物、硫氰酸盐、保泰松、磺胺类药物、碳酸锂等可影响甲状腺摄取无机碘，阻碍甲状腺激素合成引起甲状腺肿。

（四）摄碘过多

摄碘过多可抑制甲状腺激素的合成和释放，进而导致甲状腺肿，称高碘性甲状腺肿。

各种原因致血甲状腺激素浓度降低或不足，机体通过神经-体液调节，可使垂体前叶分泌促甲状腺激素（TSH）增多，引起甲状腺组织增生，腺体代偿性肿大。腺体内滤泡扩张均匀分布时，表现为弥散性甲状腺肿；若滤泡集中成团，则表现为结节性甲状腺肿；若结节肿大，血供不足，则结节中心可出现液化或出血现象，继而形成甲状腺囊肿，久之可纤维化或钙化。

二、临床表现

甲状腺常呈轻度或中度弥散性、对称性肿大，表面平滑，质地较软，随吞咽上下移动。随腺体的增大，可出现颈部增粗和颈前肿块，有时可在肿大腺体的一侧或两侧扪及单个或多个结节。较大的甲状腺肿，尤其是胸骨后甲状腺肿可引起周围组织器官的压迫症状：如气管受压，可出现喉部紧张感，刺激性干咳，劳动后气促甚至呼吸困难；如压迫食管可引起吞咽困难；如压迫喉返神经可引起声音嘶哑；如压迫颈交感神经丛可出现霍纳（Horner）综合征，表现为病侧瞳孔缩小、上眼睑下垂、眼球内陷、同侧头面部无汗等。

该病病程较长，发展缓慢。但若囊肿内出血，则可突然发生疼痛与腺体急剧肿大。结节性甲状腺肿可继发甲状腺功能亢进，且有发生恶变的可能。

在地方性甲状腺肿流行地区：如自幼碘缺乏严重，可出现地方性呆小病；如患者摄入过多的碘，则可诱发甲状腺功能亢进症。

三、辅助检查

（1）基础代谢率测定：多数正常，少数稍高或偏低。

（2）血T3、T4和TSH测定：血清T4水平正常或偏低，T3水平正常或偏高，TT4/TT3常增高。TSH增高或正常。

（3）血清蛋白结合碘：正常或稍低于正常。

（4）同位素检查：同位素扫描显示甲状腺增大或变形，放射性分布不均匀。摄131I率增高但无高峰前移，可被T3所抑制。当甲状腺结节有自主功能时，可不被T3抑制。

（5）甲状腺超声检查：可见弥散性甲状腺肿，常均匀分布。此检查有利于甲状腺内囊性、实质性或混合性多发结节的鉴别。

（6）细胞学检查：诊断不明确时，可作甲状腺穿刺活检。

（7）颈部X线检查：可发现不规则的胸骨后甲状腺肿及钙化的结节，也能确定有无气管受压、移位及狭窄的部位。

四、处理原则

单纯性甲状腺肿的治疗取决于病因及病情发展的程度。

（一）药物治疗

青春期或妊娠期的生理性甲状腺肿，一般不需特殊治疗，可多食含碘丰富的海带、紫菜等。20岁前的弥散性单纯性甲状腺肿年轻患者可使用碘剂、甲状腺制剂，但应避免大剂量碘治疗，以免诱发碘甲亢。

（二）手术治疗

有以下情况时，应行甲状腺大部切除术：

（1）有局部压迫症状者。

（2）胸骨后甲状腺肿。

（3）巨大甲状腺肿影响生活和工学者。

（4）结节性甲状腺肿继发功能亢进者。

（5）结节性甲状腺肿疑有恶变者。

五、护理评估

（一）健康史

主要了解患者是什么原因引起甲状腺肿的。了解患者是否来自地方性甲状腺肿流行地区，是否处于青春期、妊娠期和哺乳期等阶段。了解患者的饮食习惯。了解患者正在进行的治疗和服用的药物种类。

（二）身体状况

评估甲状腺的质地、大小、活动度及有无压迫症状。评估患者有无心动过速、呼吸急促、食欲亢进、怕热多汗、腹泻等甲状腺功能亢进症表现等。若腺体肿大发展迅速，或突然发生疼痛与腺体急剧肿大，要考虑囊肿内出血甚至发生恶变的可能。

（三）心理社会

患者因颈部形体改变易产生自卑感，可引起情绪上的不良反应，如焦虑和恐惧感。当甲状腺肿大对生活影响不大时，患者会习以为常，不愿意配合治疗，所以应评估患者对本病基本知识的了解程度，应评估家属及其周围人群是否对患者给予心理安慰，对疾病的治疗是否能够给予大力支持等。

（四）辅助检查

血清TT4、TT3正常，TT4/TT3常增高。血清TSH水平一般正常。摄^{131}I率增高但无高峰前移，可被T3所抑制。甲状腺扫描可见弥散性甲状腺肿，常均匀分布。

（五）术后评估

评估麻醉方式、手术类型、局部伤口情况及术后并发症情况。

六、护理诊断/合作性问题

（一）自我形象紊乱

与颈部外形异常有关。

（二）知识缺乏

缺乏单纯性甲状腺肿的相关防治知识。

（三）潜在并发症

甲状腺功能亢进症等。

七、护理措施

（一）一般护理

向患者解释甲状腺引起形体改变的原因，使患者了解到经补碘等治疗后可使甲状腺肿逐渐缩小或消失；指导患者利用服饰进行外表修饰，完善自我形象。指导患者多食海带、紫菜等海产品及含碘丰富的食物。

（二）病情观察

观察患者甲状腺肿大的程度、质地，有无结节和压痛。了解患者是否出现呼吸、吞咽困难，声音嘶哑等压迫症状。

（三）用药护理

指导患者遵医嘱准确服药，不可随意增多和减少；观察甲状腺药物治疗的效果和不良反应，注意补充碘剂及甲状腺素片剂后甲状腺是否缩小或出现结节。如患者出现心动过速、呼吸急促、食欲亢进、怕热多汗、腹泻等甲状腺功能亢进症表现，应及时联系医生处理。结节性甲状腺肿患者避免大剂量使用碘治疗，以免诱发甲亢。

（四）手术前后护理

原则上参见甲状腺功能亢进围手术期护理。

八、健康教育

（1）大力宣传和指导地方性甲状腺肿流行地区居民食用碘化食盐，指出这是预防缺碘性地方性甲状腺肿最有效的措施。

（2）指导碘缺乏患者和妊娠期妇女多进食含碘丰富的食物，如海带、紫菜等海产类食品，并避免摄入大量阻碍甲状腺激素合成的食物和药物，食物有卷心菜、花生、菠菜、萝卜等，药物有硫氰酸盐、保泰松、碳酸锂等。育龄期妇女在妊娠前或妊娠初期应补充足够的碘，以预防其子女发生地方性呆小病。

（3）指导患者在甲状腺显著肿大甚至出现压迫症状、继发功能亢进或疑有恶变时，应及时手术治疗。

（4）嘱患者按医嘱准确服药和坚持长期服药，以免停药后复发。

（5）定期复查。

第三节　甲状腺瘤

甲状腺瘤是常见的肿瘤之一，可分为良性和恶性两种。

一、病因病理

最常见的良性肿瘤是甲状腺腺瘤，按其形态学可分为滤泡状和乳头状两种，多发生于地方性甲状腺肿的非流行地区。滤泡状腺瘤多见，好发于40岁以下的妇女。目前病因尚不完全清楚，可能与促甲状腺激素分泌过多，使甲状腺合成和分泌甲状腺激素的速度加快，刺激腺体增生有关。

最常见的甲状腺恶性肿瘤是甲状腺癌，约占全身恶性肿瘤的1%，其病因尚不清楚，一般认为低碘饮食、服同位素碘、致甲状腺肿物质、头颈胸部放射线治疗、甲状腺部分切除术等因素可诱发甲状腺癌。其病理类型有乳头状腺癌、滤泡状腺癌、未分化癌和髓样癌：

（一）乳头状腺癌

多见于30～45岁女性，约占60%，一般为生长较缓慢的单发病灶，多无包膜，较早即可转移至颈淋巴结，低度恶性，预后较好。

（二）滤泡状腺癌

多见于50岁左右患者，约占20%，中度恶性，生长较快，易侵犯血管，循血行途径转移到肺、骨和肝等部位，颈淋巴结转移较少，预后较乳头状腺癌差。

（三）未分化癌

多见于70岁左右的老年患者，占10%～15%，进展迅速，高度恶性，早期即可发生颈部淋巴结转移、局部易侵犯喉返神经、气管，可经血行转移到肺和骨等组织，预后最差，平均存活3～6个月，一年存活率仅为5%～15%。

（四）髓样癌

最少见，占5%～10%，发生于滤泡旁细胞（C细胞），可分泌大量降钙素，中度恶性，早期转移到颈部淋巴结或经血行转移到肺，预后在乳头状腺癌和未分化癌之间。

二、临床表现

（一）甲状腺瘤

多是无意中发现颈部出现生长缓慢的单发肿块，呈圆形或椭圆形，质较软，表面光滑，无压痛，与周围组织无粘连，可随吞咽上下移动，多无明显症状。随着病程的发展，肿块逐渐增大可压迫周围组织与器官而产生相应症状。约有20%的腺瘤可出现甲亢症状，称高功能腺瘤。腺瘤如在短期内进行性增大，质地变硬，活动受限，出现声音嘶哑等，应考虑恶变的可能。

（二）甲状腺癌

早期无明显症状，但在甲状腺内可发现表面高低不平、随吞咽上下移动的单个固定质硬肿块，这是各型甲状腺癌的共同表现。随着病变的进展，肿块逐渐增大，上下移动度减少，继而累及喉返神经、气管或食管，可引起声音嘶哑、呼吸困难或吞咽困难。如颈交感神经节受累，还可出现Horner综合征。可有颈局部淋巴结肿大，远处转移多见于颅骨、椎骨、胸骨、盆骨等扁骨和肺。有些患者则以颈、肺及骨骼的转移癌为突出症状。髓样癌可产生5-羟色胺和降钙素，出现腹泻、心悸、颜面潮红和血钙降低等症状。

三、辅助检查

（一）超声检查

B超检查无创、方便，为常用方法，可区别包块是囊性还是实质性。如结节为实质性并呈强烈不规则反射，则恶性的可能性更大。还可探测甲状腺大小、包块的位置、大小、数目及与邻近组织的关系。

（二）放射性^{131}I或99mTc扫描

实体性结节，应常规进行同位素扫描检查。甲状腺瘤可表现为温结节、冷结节或凉结节，其边缘较清晰，也可能略模糊。甲状腺癌表现为冷结节，边缘一般较模糊。热结节常提示高功能腺瘤，一般不癌变。

（三）针吸细胞学检查

用细针穿刺甲状腺包块进行细胞学检查，诊断正确率可达80%以上，为临床首选方法。但最终确诊要靠病理切片检查。

（四）CT、MRI检查

主要用于检查甲状腺癌的转移灶。

四、处理原则

由于部分甲状腺瘤可发生恶变（约占10%）或形成高功能腺瘤，所以一旦发现应及早手术治疗，彻底完整地切除瘤体。若有甲亢症状者，应按甲亢手术要求做好术前准备，行腺瘤及甲状腺大部切除术。有条件时，需常规做术中快速切片检查，若继发恶变则按甲状腺癌处理。

甲状腺癌以手术治疗为主，手术的范围根据肿瘤的病理类型而定。手术方法有肿瘤切除加甲状腺次全切除术、腺叶加峡部切除术、近全切除术及甲状腺全部切除术，必要时行颈淋巴结清扫术。乳头状腺癌、滤泡状腺癌患者可以服用甲状腺素片，通过抑制TSH水平，影响甲状腺癌的生长。对45岁以上、多发性癌灶、局部侵袭性肿瘤及有远处转移的乳头状腺癌、滤泡状腺癌，术后可用放射性[131]I治疗。对于未分化腺癌，可采用外照射治疗。

五、护理评估

（一）健康史

了解甲状腺肿瘤出现的时间和年限，近期生长速度有无变化。体重是否减轻，家族中有无类似患者。是否存在低碘饮食、服同位素碘与致甲状腺肿物质、头颈胸部放射线治疗、甲状腺部分切除术等因素。

（二）身体状况

评估甲状腺的质地、大小、活动度及有无压迫症状。评估患者有无心动过速、呼吸急促、食欲亢进、怕热多汗、腹泻等甲状腺功能亢进症表现。评估随着病变的进展，肿块增大的速度，甲状腺有无上下移动度减少，有无压迫喉返神经、气管、食管及颈交感神经丛引起声音嘶哑、呼吸困难、吞咽困难和Horner综合征表现。评估颈局部淋巴结有无肿大，有无肿瘤的远处转移灶。评估患者是否出现腹泻、心悸、颜面潮红和血钙降低等伴随症状。

（三）心理社会

因肿瘤的性质没有确定和惧怕手术，患者处于一种紧张状态，可出现失眠、多梦和食欲减退等。当确诊为恶性肿瘤时，患者对疾病的预后、经济承受能力等产生忧虑；患者还会因为手术的痛苦而产生恐惧心理。

（四）辅助检查

常首选针吸细胞学检查进行定性检查，但最终确诊要靠病理切片检查。利用B超检查区别包块是囊性还是实质性。需详细探测甲状腺大小、肿块位置、大小、数目、肿块与邻近组织的关系，需了解甲状腺癌转移情况。确定治疗方案时，可选择CT与MRI检查。

（五）术后评估

麻醉方式、手术类型、局部伤口情况及术后并发症情况。

六、护理诊断/合作性问题

（一）焦虑

与颈部肿块性质不明、担心手术及预后等有关。

（二）疼痛

与局部肿块压迫或囊性肿块发生出血及手术创伤有关。

（三）有窒息的危险

与肿瘤压迫气管、手术创伤等有关。

（四）切口疼痛

与手术创伤有关。

（五）清理呼吸道无效

与咽喉部及气管受刺激有关。

（六）知识缺乏

缺乏甲状腺肿瘤的相关防治知识。

（七）潜在并发症

窒息与呼吸困难、甲状腺危象、喉返神经损伤、喉上神经损伤、手足抽搐等。

七、护理措施

（一）术前护理

1.心理护理

介绍手术的必要性和方法，以及手术前后应配合的事项，消除患者对手术的顾虑和恐惧，避免情绪激动。对精神过度紧张或失眠者可遵医嘱给予镇静剂或安眠药。帮助患者正确认识疾病，减轻患者出现对医疗费用及预后的担忧。注意减少外来过多的不良刺激，保持愉快的生活氛围，使患者的情绪稳定。

2.生活护理

（1）注意休息：保持环境安静和通风良好，指导患者少活动，适当卧床休息，以避免体力过多消耗。

（2）饮食与营养：应给予高热量、高蛋白质和富含维生素的清淡饮食，注意加强营养支持。忌饮用咖啡、浓茶，烟酒及辛辣等刺激性食物。

（3）体位准备：患者入院后要教会其在术中的体位，即头颈过伸位。反复练习使患者在术前有充分的准备，以便在术中密切配合手术。

（4）完善术前检查与术前准备：遵医嘱，协助医生完善术前检查。术前做好皮肤准备，必要时剃净其耳后毛发，以便行颈淋巴结清扫术。准备手术后紧急抢救的准备，如准备气管切开包、吸引器等。术前教会患者有效咳嗽、深呼吸的方法，督促患者戒烟，防止呼吸道感染的发生。

（二）术后护理

1.体位

患者回病室后，取平卧位。若有颈部引流管，予以正确连接引流装置。血压平稳后改半卧位，以利于呼吸和引流。应鼓励患者在床上变换体位、起身、咳嗽，但注意保持患者头颈部的固定。

2.病情观察

监测生命体征，尤其注意患者的呼吸、脉搏的变化，若发现呼吸困难，应协助医生查明原因和及时处理，保持呼吸道通畅；了解患者的发音和吞咽情况，判断有无声音嘶哑或音调降低、误咽呛咳，以了解有无喉返、喉上神经的损伤。

3.饮食

病情平稳或全麻清醒后，可进少量温水。若无不适，鼓励进食或经吸管吸入便于吞咽的流质饮食，以后逐步过渡为半流质饮食及软食。

4.对症护理

行颈淋巴结清扫手术的患者，手术创面较大，疼痛时可遵医嘱给予镇静止痛，以利休息；注意补充水、电解质；若癌肿较大长期压迫气管，可造成气管软化，术后密切注意患者的呼吸情况，床边备气管切开包。一旦发现有窒息危险，立即配合医生行气管切开及床旁抢救。

5.切口渗血渗液情况

术后患者切口常规放置橡胶引流片或引流管1～2天，应密切观察引流物的量、颜色及其性状和变化，注意切口渗血情况，及时更换敷料，估计并记录出血量，及时发现有无切口淤血肿胀，避免出现气管受压。如切口渗液为乳糜，应协助医生进行局部压迫，必要时行手术修补。

6.保持呼吸道通畅

鼓励或帮助患者咳嗽、咳痰，以免痰液阻塞气管。若血肿形成并压迫气管，应立即配合床旁抢救，拆除切口缝线、清除血肿。

八、健康指导

（1）休息与活动：活动时以不感疲劳为度，适当增加休息时间，维持充足的睡眠，防止病情加重。

（2）心理指导：引导患者正确对待所患的疾病，学会自我控制情绪，保持心情愉快。

（3）指导患者进行深呼吸和咳嗽咳痰训练，术后避免感冒，预防肺部并发症。

（4）术后颈部无力者，有计划地指导患者做好颈部肌肉训练，促进功能恢复。

（5）让患者除学会自查颈部外，出院后要定期复查，术后第1、3、6、12个月各复查一次，以后每年复查一次。

（6）督促和指导患者按医嘱服药。

第六章　肝脏疾病患者的护理

第一节　原发性肝癌

原发性肝癌是临床上常见的恶性肿瘤之一，其发病率逐年上升。国际癌症研究中心（IARC）估计2000年全球肝癌发病56.4万，肝癌死亡54.9万；2002年新发病例数为62.6万例，居于恶性肿瘤的第5位；死亡接近60万/年，位居肿瘤相关死亡的第3位。我国是原发性肝癌的高发区，2000年中国肝癌发病30.6万，死亡30.0万。发患者数约占全球的55%；在肿瘤相关死亡中仅次于肺癌，位居第二。可见肝癌仍然是危害我国人民生命健康的主要疾病，围绕肝癌的主要病因开展预防，应用一切有效方法进行早期诊断，综合治疗仍然是一个重要的课题。

从原发性肝癌的病理起源上来讲，分为来源于肝细胞的肝细胞癌，来源于肝内胆管上皮的肝内胆管细胞癌，以及由这两种细胞成分组成的混合型肝癌，其中以肝细胞癌最为常见，占原发性肝癌的90%以上。下面我们将分别讨论肝细胞癌和肝内胆管细胞癌。

一、肝细胞癌

（一）肝癌的病因研究

原发性肝癌具体的病因并不是十分明确，和其他癌症相似，其发病可能是多种致病因素之间复杂的相互作用，以及经多步骤机制渐变的结果。其发病的主要危险因素包括以下几个方面。

1.肝炎病毒

大量的研究已证明乙型肝炎病毒（HBV）及丙型肝炎病毒（HCV）与肝癌的发生有关。

在我国有约10%的人群为HBsAg（＋），而我国的肝癌发病率和病死率都居于世界前列。而在肝癌发病率低的地区，HBV感染率也低，二者之间表现出明显的平行性。启东最近报道了对乙型肝炎表面（HBsAg）携带者进行长期前瞻性研究的结果显示，HBsAg阳性者发生肝癌的相对危险性（RR）为非携带者的13.69倍，其中男性的RR为11.98，女性的RR为17.06，可见，HBV与肝癌的很强的因果关系。江苏海门的8年前瞻性队列研究发现，26～64岁的男性和女性的HBV携带率分别为15.0%和10.7%。

采用Cox比例危险模型分析了与肝癌病死率可能有关的危险因素，结果显示，男女性肝癌病死率与HBV感染和急性肝炎史均有显著的关系。

HCV与肝癌的关系密切，从HCV感染至诊断为肝硬化或至发生肝癌的间隔约为20～40年。在日本，有报道其肝癌患者的HBsAg阳性率仅为26.9%，而HCV-Ab的阳性率为69.1%。意大利学者则认为，0.4%～2.5%的HCV感染者会发展成为肝癌。在我国，HCV的感染率较低，报道在2.5%～42.9%，而且有部分患者是HBV和HCV双重感染，相对于HBV、HCV和肝癌的发病关系不如国外一些国家明显，但其中HCV感染率有上升趋势，需予以关注。

目前病毒致肝癌作用的分子机制尚不十分清楚。但Koike等根据转基因鼠模型研究，显示HBV-X基因（HBVx蛋白）及HCV核蛋白具有可能的致瘤性。一系列遗传畸变的积累也许对于肝癌的多阶段发生是必需的，不过，HBVx蛋白和HCV核蛋白在致肝癌作用的多阶段中也许跳过了一些过程。因此，他们认为，HBV或HCV感染也许不需要完全的遗传畸变而能诱发肝癌。

2.黄曲霉毒素

黄曲霉毒素是一组毒素，由黄曲真菌产生，1961年首次被分离出来。其中以黄曲霉毒素B1（AFB1）毒性最强，现已证明它在多种动物中可诱发肝癌。虽然目前没有直接证据表明它在人群中可致肝癌，但流行病学调查显示：世界的许多黄曲霉毒素高污染地区，都是肝癌的高发区。例如，我国AFB1污染的分布区和肝癌高发区地理位置几乎一致，AFB1水平和肝癌病死率成正相关。在苏丹肝癌高发区对肝癌病例研究表明，黄曲霉毒素主要来源于当地花生酱的摄入，花生酱摄入量及潮湿的储存系统与肝癌的发生有正向联系。有资料表明黄曲霉毒素和HBV具有协同致癌作用。

3.遗传因素

肝癌不是遗传性疾病，但在近亲中有患肝癌的人群中肝癌的发病率明显升高。20世纪70～80年代在启东的研究发现，约42%的肝癌患者有家族史；肝癌患者一级和二级亲族的肝癌曾患率显著高于对照组的肝癌曾患率，说明肝癌有家族聚集性；并估计肝癌的分离比为0.13～0.16；一级和二级亲族的遗传度分别为53.08%和43.68%；联合估算的遗传度为51.85%±21.76%。

也已证明，肝癌的发生是遗传和环境共同作用的结果，肝癌的发生在多基因基础上有主基因作用。我国台湾省有学者进行的一项病例对照研究发现，HBV阳性肝癌患者的一级亲属似有肝癌增加的危险。患肝癌的调整率比（OR）为2.4，若家中有>2例的肝癌患者，则OR增加到5.5。

4.环境因素

（1）饮水污染：可能是肝癌发生的一个独立危险因素。在我国的肝癌高发区的流行病学调查显示：饮用塘水、宅沟水的人群中肝癌的发病率高于饮用河水和深井水的人群。这和塘水、宅沟水中的污染和致癌物质成分高有关，如有机氯农药、腐蚀酸、微囊藻毒素等。

（2）水土成分：高发区水土中硝酸盐和亚硝酸盐的成分偏高，土壤和农作物中硒含量较少，这些可能都与肝癌的高发有相关性。

（二）病理学改变

1.大体病理学

（1）1901年，Eggel根据肝癌的大小和分布将其分为：巨块型、结节型和弥散型。这是最经典的分类方法并沿用至今，但它主要反映的是晚期肝细胞癌的类型。随着血清学检测AFP的应用和影像学技术的发展，早期和中期肝癌被越来越多的发现，所以它已经不能满足现今需要。

（2）日本学者Nakshima将HCC分为8种类型：弥散型；细结节弥散型；多结节型；少结节硬化型（早期肝癌）；被包型；结节块状型；单块型；融合块状型。这一分型的特点是注意到癌组织切面的性状及其与周围肝组织的关系和有无扩散等，并将有包膜者单独列为被包型。这种分型对判断预后有一定的意义。

（3）1979年我国肝癌病理协作组在Eggel和Nakashima等分类基础上，结合我国的情况和经验，制订了HCC的病理分型和诊断标准。共有以下四大型，其中6个亚型。

①块状型：常见，癌块直径＞5cm以上，若≥10cm者为巨块型。此型又分为三个亚型：单块状型；融合块状型；多块状型。此型常有假包膜，临床上切除率高。

②弥散型：指癌组织或癌小结节弥散分布于左右肝叶，多见于重型肝硬化后期。较少见，和肝硬化结节难以鉴别，不能手术切除。

③结节型：癌结节最大直径＜5cm，此型又为分三个亚型：单结节型；融合结节型；多结节型。

④小肝癌：单个癌结节最大直径不超过3cm，或癌结节不超过两个，相邻两个癌结节直径之和在3cm以下。患者无临床症状。

2.组织病理学

肝细胞癌从组织结构可分为以下几种。

（1）梁索型：是肝细胞癌分化较好的组织形态表现。癌小梁之间为血窦性间质，衬有扁平内皮细胞，但缺乏Kupffer细胞。根据癌小梁细胞数的多少又可分为细梁型（癌小梁有1～3层细胞）和粗梁型（癌小梁由十几层细胞组成）。

（2）腺泡型（假腺管型）：癌细胞围绕扩张的毛细胆管排列成腺泡样结构，扩张的腺样管腔内可含有胆汁。

（3）团片型（致密型）：癌细胞呈弥散密集分布，排列致密，压迫血窦，梁索结构不明显。

（4）硬化型：在癌间质内出现明显增多的胶原化纤维组织，围绕癌巢分布，但胶原纤维组织致密不分层。

（5）纤维板层癌：为肝癌的一种特殊类型，我国少见，多无肝硬化背景。肿瘤以癌细胞索被板层状排列的致密纤维组织分隔为重要特征。临床上患者以年轻人居多，血清AFP阳性率低。预后好于其他类型肝细胞癌。

混合细胞性肝癌非常少见，国内外的统计为1%～4%。组织学上有以下3种生长方式：

①分离型：两种癌细胞成分相互分离。

②碰撞型：两种癌细胞成分紧密相连。

③混杂型：两种癌细胞成分混杂存在，互相可有移行。在临床上多表现为肝细胞癌的特点。

（三）肝癌的筛查

目前临床上常见的严峻问题是，对很多有临床症状的患者即使发现了肝癌，但已属中晚期，缺乏有效地治疗手段，导致预后很差。所以定期在肝癌的高危人群进行筛查，对于发现早期的肝癌并提供合理的治疗是非常重要的。这需要建立一个合理的筛查体系。为达到这一目的，要明确以下问题：

1.如何确认高危人群

（1）在哪些人群中需进行定期筛查，目前没有明确的最佳方案，如果人群范围定得过宽，可能浪费大量的医疗资源而检出率很低；如标准定的过严，则可能有部分患者被排除在筛查范围之外，导致疾病诊断的延误。欧洲肝脏学会（EASL）专家组的建议人群是肝硬化患者。在我国，HBV感染率非常高，而且从临床角度看，在HBsAg（＋）并患肝癌的患者不一定要经过肝硬化的过程，所以对这部分人群，也应纳入筛查的范围，同时还需考虑到年龄和性别对发病率的影响。丙型肝炎在我国发病率较少，但也有上升趋势，并且和肝癌的发病也明显相关，目前对其筛查的资料很少，需进一步总结。

（2）建议筛查的人群

①各种原因引起的肝硬化患者。

②HBsAg（＋）者：男性年龄超过40岁，女性年龄超过50岁。

③丙型肝炎患者建议比照乙肝患者进行。

对上述人群中有2类患者不建议筛查：

①伴有其他严重疾病，即使发现肝癌也不能采取有效治疗。

②终末期肝病等待肝移植的患者。

2.筛查的方法

因为筛查涉及的人群数目比较大，筛查的频率比较高，而从中发现肝癌的比例是很少的一部分，所以对筛查的方法有两个要求：一是有效；二是经济。目前应用的筛选方法分为两个类别：影像学和血清学检查。

（1）现在被广泛应用的影像学筛查方法是超声检查，因为它具有方便、无创、经济、可重复检查等特点。而且其作为筛查方法，敏感性可达65%～80%，特异性可达90%，这也是可以接受的。超声检查的主要缺陷是过于依赖检查者的水平，对肥胖患者效果差。超声检查是一种初筛方法，如果发现肝脏上有可疑病症，根据病灶的大小，需进一步行一种或两种影像学检查，包括增强CT扫描，增强MRI扫描，超声造影和血管造影等。必要时还需进行肝穿刺活检。

（2）血清学检查最常用的手段是甲胎蛋白（AFP）的检测，在我国也一直被作为常规的筛查方法。复旦大学肝癌研究所的随机对照研究（RCT）表明，对高危人群每6个月监测甲胎蛋白（AFP）和B超，有助于发现早期肝癌，提高患者生存率，筛查组HCC相关的病死率下降37%。但甲胎蛋白（AFP）在肝癌筛查中的价值，也受到质疑。目前认为：AFP等于20ng/mL是肝细胞癌诊断的敏感性和特异性的最佳平衡点。以此为诊断阳性值，其敏感性为60%，作为区分肝细胞癌患者和HCV感染患者的临界值时，其灵敏度仅为41%～65%，而相应的特异度为80%～94%。因此目前AASLD（美国肝病研究协会）指南里认为AFP并不适合肝癌的早期筛查。但这并不妨碍AFP在肝癌诊断中的巨大价值。有研究认为联合其他的血清学指标，如甲胎蛋白异质体、去γ羧基凝血酶原（DGCP）、a-L-岩藻糖苷酶等（AFU）、醛缩酶同工酶A（ALD-A）等，可以提高肝癌的检出率，但是这需要增加筛查的成本，而对阳性率提高的幅度也尚无定论，因此不建议将这些血清学检查指标作为筛查的常规方法。

（3）目前我国的主流研究认为：联合AFP检测和超声检查仍然是最佳的筛查方案。复旦大学肝癌研究所对筛查进行随机对照研究，结果显示若单独应用AFP，筛查的敏感度为69%，特异度为95%，阳性预测值为3.3%；若单独应用超声显像，筛查的敏感度为84%，特异度为97.1%，阳性预测值为6.6%；若联合AFP和超声显像，则筛查的敏感度提高到92%，特异度为92.5%，阳性预测值为3%。

3.筛查的时间间隔

目前还没有国际公认的筛查间期，比较被认可的时间间隔为6个月。每6个月一次的筛查，所发现的肝癌3/4以上为亚临床肝癌。

4.筛查结果的分析和应对

对于筛查的结果，应该有合理的分析和有效的应对方法。图6-1是AASLD临床实践指南建议的筛查方案，列出了超声筛查出不同大小的肝脏占位病变的处理方案，对于筛查出来的病灶，依据其大小行进一步的检查和随诊，然后确定治疗方案。

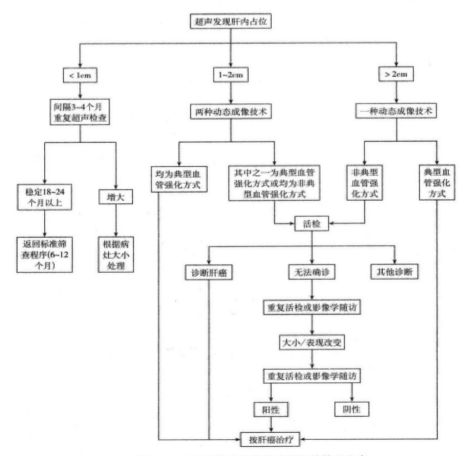

图6-1　AASLD临床实践指南建议的筛查方案

对于AFP明显升高，而影像学没有发现肝脏占位病变者，需先排除其他能够引起AFP升高的疾病，如没有这些疾病存在，仍怀疑有肿瘤的诊断，也不能在没有明确肝脏病灶前采取治疗措施，建议短期内进行影像学的复查，具体的方法和时间没有明确的规定，建议每个月复查超声，以期及时发现肝脏肿物。

（四）临床表现

肝癌的起病隐匿，在体检或筛查中发现的肝癌，患者既无症状，体格检查亦缺乏肿瘤本身的体征，此期称之为亚临床肝癌。一旦出现临床症状其病程大多已进入中晚期。不同阶段的肝癌，其临床表现有明显差异。

1.肝区疼痛

最常见，疼痛初期为间歇性隐痛，逐渐可发展为持续性钝痛或胀痛，是由于癌迅速生长使肝包膜绷紧所致。疼痛的性质、程度和肿瘤所在位置有关，有时疼痛可放射至右肩或右背，临床上误诊为"肩周炎"。突然发作的剧烈腹痛和腹膜刺激征提示癌结节包膜下出血或向腹腔破溃。

2.消化道症状

食欲减退、腹胀、恶心、呕吐和腹泻等症状。表现不特异，易与其他消化道疾病相混淆。

3.发热

表现为不明原因的间断性发热，一般为低热。可能是由于肿瘤组织坏死所致，但真正的原因尚不清楚。有一种特殊类型肝癌，临床上称之为"炎性肝癌"，其表现为高热、寒战，可达39～40℃，类似于细菌性肝脓肿的症状，需注意鉴别。

4.黄疸

黄疸并不常见，引起黄疸的原因有两种：一是肝细胞性黄疸，由于肝细胞癌患者往往有肝硬化基础，加之肿瘤对正常肝组织的侵袭，导致肝功能失代偿引起黄疸表现；二是梗阻性黄疸，梗阻的原因有以下三种：

（1）肿瘤侵犯肝内胆管并蔓延至肝总管，引起梗阻。

（2）肿瘤侵犯肝管并在其内形成癌栓，或癌肿出血在胆管内形成血栓，阻塞胆管引起黄疸。

（3）肝门淋巴结肿大压迫肝总管或胆总管导致梗阻。

5.伴癌综合征

癌肿本身代谢异常或癌组织对机体产生各种影响引起的内分泌或代谢方面的综合征。常见的有：

（1）自发性低血糖症：10%～30%患者可出现，系因肝细胞能异位分泌胰岛素或胰岛素样物质；或肿瘤抑制胰岛素酶或分泌一种胰岛B细胞刺激因子或糖原储存过多；亦可因肝癌组织过多消耗葡萄糖所致。此症严重者可致昏迷、休克导致死亡，正确判断和及时对症处理可挽救患者避免死亡。

（2）红细胞增多症：2%～10%患者可发生，可能由异位的促红细胞生成素增加或肝脏对促红细胞生成素灭活减少等原因引起。

（3）其他罕见的表现：高脂血症、高钙血症、类癌综合征、性早熟和促性腺激素分泌综合征、皮肤卟啉症和异常纤维蛋白原血症等，可能与肝癌组织的异常蛋白合成、异位内分泌及卟啉代谢紊乱有关。

（五）肝癌的分期

理想的分期系统应具有提示肿瘤所处阶段、提供治疗建议、评估预后效果的特点。相对于其他肿瘤，肝癌的分期更为复杂，因为肝癌普遍有其他肝病背景，肝癌分期系统不仅需考虑肿瘤所处阶段，并且很大程度上受到肝功能因素的影响。目前，对肝癌进行分期的方法有10种以上，但没有一种是通过循证医学验证、国际公认最好的肝癌分期系统，现将主要的分期方法介绍如下：

1.TNM分期

1988年美国癌症联合会（AJCC）及国际抗癌联盟（UICC）开始采用TNM分期来对肿瘤进行评价。TNM分期主要根据原发肿瘤情况（T）、淋巴结侵犯（N）及有无远处转移（M）来对肿瘤进行分期，一般将肿瘤分为四期（表6-1）。以下是2003年起开始应用的第6版的肝癌TNM分期，较前有较大的变化。

原发肿瘤（T）分期如下。

T1：单个肿瘤结节，无血管浸润。

T2：单个肿瘤结节，并伴血管浸润；或多个肿瘤结节，最大径均≤5cm。

T3：多个肿瘤结节，最大径＞5cm；或肿瘤侵犯门静脉或肝静脉的主要分支。

T4：肿瘤直接侵犯除胆囊以外的附近脏器；或穿破内脏腹膜。

淋巴结转移（N）分期如下。

Nx：淋巴结转移情况无法判断。

N0：无局部淋巴结转移。

N1：有局部淋巴结转移。

远处转移（M）分期如下。

Mx：无法评价有无远处转移。

M0：无远处转移。

M1：有远处转移，包括不同肺叶散播和除前斜角肌窝、锁骨上区淋巴结转移以外的其他部位的淋巴结转移。

表6-1　TNM分期

I 期		$T_1N_0M_0$
II 期		$T_2N_0M_0$
III 期	III A期	$T_3N_0M_0$
	III B期	$T_4N_0M_0$
	III C期	$T_{1-4}N1M_0$
IV 期		$T_{1-4}N_0-1M_1$

TNM分期十分细致，尤其T的分期中T1～T3的分期取决于是否有癌周小血管的浸润，故实际上是一个建筑在病理检查基础上的分期。由于肝癌能作手术切除或肝脏移植的病例仅占一部分，不是每个患者都能取得病理检查结果，所以TNM分期在实际应用上颇多困难。尤其TNM分期中未考虑到合并肝硬化的情况，而肝硬化的肝功能情况更是制约治疗方案选择与估计预后的重要因素。

2. Okuda分期系统

Okuda（1985）是最早提出同时考虑肿瘤侵犯及肝功能储备的肝癌分期，他的分期考虑肿瘤体积大于肝脏的50%、腹腔积液、清蛋白（albumin）<3g/L、胆红素（bilirubin）>3mg/dl等四个预后不良的因子，每有一项为1分，Ⅰ期为0分，Ⅱ期为1～2分，Ⅲ期为3～4分。Okuda评分法一直被长期、广泛地应用，有效地评估不同分期患者的预后。但是由于受当时对肝癌认识水平的影响，Okuda评分法没有纳入一些重要的与预后有关的因素，如血管的侵犯、肿瘤的数目等；它对肿瘤侵及范围的确定有些过大；总胆红素3mg/dl的标准也过高。因此，Okuda评分对于早期肝癌的鉴别能力较差，难以将之与进展期肝癌区别开来（表6-2）。

表6-2　Okuda分期系统

指标	分值	
	1	0
肿瘤占据肝脏比例	>50%	<50%
腹腔积液	有	无
清蛋白g/dl	<3	>3
胆红素mg/dl	>3	<3

分期	分值
Ⅰ期	0
Ⅱ期	1～2
Ⅲ期	3～4

3. 日本综合分期（JIS）

JIS是典型由TNM与Child两者相加总计分的肝癌分期（表6-3）。JIS还将烦琐的TNM分期简化为只考虑单一肿瘤、肿瘤最大径小于两厘米，及无血管侵犯三个变项的TNM（LCSJG），三项皆符合为T1、两项为T2、一项为T3、皆不符合则为T4。

表6-3 JIS评分

	评分			
	0	1	2	3
Child-pugh分级	A	B	C	
TNM分级	I	II	III	IV

日本肝癌研究组的TNM分期解释（第4版）

T	1.单个 2.<2cm 3.无血管侵犯
T_1	符合3个条件
T_2	符合2个条件
T_3	符合1个条件
T_4	无符合
Stage I	T_2NOM_0
Stage II	T_2NOM_0
Stage III	T_3NOM_0
Stage IV-A	$T_4N_0M_0$，或T_1-$4N_1M_0$
Stage IV-B	T_1-$4N_0$-$1M_1$

4.巴塞罗那临床肝癌（BCLC）分级

BCLC分期法是1999年巴塞罗那肝癌小组提出的。它将肝癌患者分为四期：早期stageA（能接受根治性治疗的患者）、中期stageB、进展期stageC（中期和进展期定义为不能采用根治性治疗的患者）及晚期stageD（生存时间预计不超过3个月者）。归纳出每期中对预后有明显作用的因素，合并后形成新的分期方法，每期又适用于不同治疗措施。BCLC分期法最大的特点是其对治疗的指导作用以及对早期患者的鉴别作用，临床实用性很强（表6-4）。比较全面地考虑了肿瘤、肝功能和全身情况，并且具有循证医学高级别证据的支持，目前在欧美等国比较公认而广泛采用。但对于中国具体情况而言，此分期将很大一部分能够接受手术的患者排除手术适应证之外，而失去根治机会，所以此分期是否适合于我国还有待商榷。

表6-4　BCLC分期法

肿瘤分期		PST	肿瘤	肝脏功能
StageA（早期）	A1	0	单一肿瘤<5cm	无门脉高压，胆红素正常
	A2	0	单一肿瘤<5cm	有门脉高压，胆红素正常
	A3	0	单一肿瘤<5cm	有门脉高压，胆红素升高
	A4	0	≤3个，<3cm	Child–Pugh A–B
Stage B（中期）		0	大，多个结节	Child–Pugh A–B
Stage C（晚期）		1～2	血管侵犯或肝内转移	Child–Pugh A–B
Stage D（末期）		3～4	以上任何情况	Child–Pugh C

5.意大利肝癌分期（CLIP）

1998年意大利人将Okuda修正为CLIP score，将肝癌小于50%者再细分为多发或单发、加入大血管侵犯及AFP>400ng/mL，前两者在超声波普及后就很容易诊断，而AFP则与肿瘤的分化或行为有相关（表6-5）。

表6-5　CLIP分期系统

项目	分值		
	0	1	2
Child–Pugh	A	B	C
肿瘤形态	单一且≤肝脏50%	多发且≤肝脏50%	巨块型>肝脏50%
甲胎蛋白ng/mL	<400	≥400	—
门静脉栓塞	无	有	—

6.香港中文大学预后指数（CUPI）

CUPI评分系统是2001年香港中文大学在对926名华裔肝癌患者（79%是HBsAg阳性患者）采用Cox多元回归分析后总结出来的。它包含TNM分期、临床症状、腹腔积液、甲胎蛋白、总胆红素和碱性磷酸酶等6个参数，依其回归系数确定相应分值，并根据总的积分将患者分为高、中、低三个危险组（表6-6）。

7.分期系统的评价

如此多种多样的分期系统从某种程度上也反映出肝癌评估的复杂性和不确定性。在不同系统中，同期患者的生存率可能并不相同。尽管有众多的研究来试图证明哪种分期标准是最佳方案，但结论往往不同。目前国际上较为一致的看法是倾向于BCLC分期法，从表6-7中列出的各分期系统包含内容的差别上可以看出：BCLC分期法考虑了肿瘤分期、肝功能储备、全身状态和肿瘤相关症状等因素，并且根据在分期中的不同情况，给予了不同的治疗建议（图6-2），具有良好的临床应用价值。

表6-6 CUPI分期

项目		分值
TNM分期	第Ⅰ、Ⅱ期	−3
	第Ⅲ期	−1
	第Ⅳ期	0
无症状疾病		−4
腹腔积液		3
甲胎蛋白≥500ng/mL		2
总胆红素mg/dl	<2	0
	2~3	3
	>3	4
碱性磷酸酶≥200IU/L		3

危险群分组	CUPI分值*	3个月病死率
低危险群	≤1	<30%
中危险群	2~7	30%~70%
高危险群	>8	>70%

*最终评分等于6项之和。

表6-7 各个分期系统所包含内容的差别

分期系统	肿瘤数量/大小	侵袭血管	组织学分级	肝脏功能*	肿瘤转移	肿瘤症状	治疗建议
TNM	·	·	·		·		
Okuda	·			·			
JIS	·	·	·	·	·		
CLIP	·	·		·			
BCLC	·	·		·	·	·	·
CUPI	·	·					

（六）诊断

我国目前应用的肝癌诊断标准是1999年第四次全国肝癌学术会议制订的，具体内容如下。

1.病理诊断

肝内或肝外病理检查证实为原发性肝癌。

2.临床诊断

（1）AFP＞400μg/L，能排除活动性肝病、妊娠、生殖系胚胎源性肿瘤及转移性肝癌，并能触及坚硬及有肿块的肝脏或影像学检查具有肝癌特征性占位性病变者。

（2）AFP≤400μg/L，有两种影像学检查具有肝癌特征性占位性病变或有两种肝癌标志物（甲胎蛋白异质体、异常凝血酶原、7-谷氨酰转肽酶同工酶-Ⅱ、α-L-岩藻糖苷酶等）阳性及一种影像学检查具有肝癌特征性占位性病变者。

（3）有肝癌的临床表现并有肯定的肝外转移病灶（包括肉眼所见的血性腹腔积液或在其中发现癌细胞）并能排除转移性肝癌者。

这一诊断标准已实施了十余年，是否有需要修改之处需要斟酌。目前，国内外更关注的是肝癌的早期诊断，它是早期治疗、提高生存期的基础。而当临床症状和体征比较明显时，诊断是非常容易的，但大都已经失去有效的治疗方法和机会，预后也极差。目前肝癌的诊断主要依靠血清学和影像学检查。

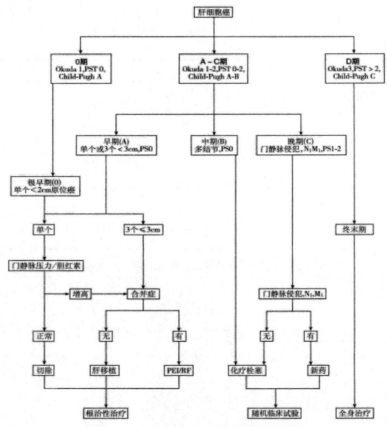

图6-2　BCLC临床分期及其对应的治疗策略

注：PST：行为状态评估；PEI：经皮酒精注射；RF：射频治疗。

附：ECOG PS评分

0.完全正常，能从事病前的所有工作，无任何限制。

1.重体力劳动受限，但可以走动并从事轻体力劳动。

2.能走动和自理，但无法从事任何工作，白天卧床时间不超过50%。

3.仅具有部分自理能力，需要卧床，卧床时间白天超过50%。

4.无任何自理能力，完全卧床不起。

血清学检查中应用最广泛的是甲胎蛋白（AFP），在我国已应用多年，对于肝癌的诊断，以及对手术之后肿瘤复发的检测都有作用。

（七）治疗

肝癌的治疗在过去40年中取得的进展是令人欣喜的，尤其在我国，这种被称为"癌中之王"的恶性肿瘤的治疗效果得到了很大程度的改善，这归功于更多的肿瘤被早期发现，手术技术和围手术期管理的提高，综合治疗的手段更多、更有效。但是在许多方面，许多问题还有争论，而距离肝癌的彻底治愈我们至今还没有看到曙光，这对外科医生、肿瘤科医生以及所有参与到对抗肝癌斗争中的人都是巨大的挑战。现在一些国家针对肝癌的治疗有一些规范化的建议，在我国尚没有全国认可的治疗规范。2009年，由中国抗癌协会肝癌专业委员会、中国抗癌协会临床肿瘤学协作专业委员会和中华医学会肝病学分会肝癌学组联合发布了《原发性肝癌规范化诊治的专家共识》，它虽然不是一个治疗指南，但给了我们许多指导性的意见，可供大家参考。

目前，肝癌的治疗方法具体内容如下。

1.手术治疗

外科手术切除治疗到目前为止还是治疗肝癌最有效的方法。如果患者各方面条件允许，应作为首选的治疗方案。过去20年，肝癌手术切除的整体情况得到了很大的进步，包括：肝癌的切除率提高；手术病死率明显下降；术后生存率明显延长。这些成就的取得应归功于：

（1）影像学检查的进步和高危人群筛查率的提高，使亚临床肝癌的发现增加。

（2）对肝脏解剖和生理功能认知程度的提高，术前对患者手术适应证的评估更精确。

（3）手术技巧的进步和术中器械的应用，如术中超声的定位，CUSA的应用等。

（4）围手术期的管理水平提升。

（5）术后综合治疗的更合理的序贯应用。

达到以上这些要素，有一点是功不可没的，那就是肝癌治疗的"中心化"趋势。所谓"中心化"就是越来越高比例的肝癌患者是在一些大型的医疗单位进行诊治的。因为肝癌不同于一些其他疾病，它的成功治疗需要一个有经验的团队从设备支持到技术完成的整体合力支撑：包括应用多种方法对术前肝功能的精确评估；术中的精细、流畅操作（包括手术医生、麻醉师和护士的默契配合及各种手术设备的支持）；术后及时有效的管理和护理；远期的综合治疗和随访。达到这些要求对普通的治疗单位是困难的，而一定区域内的大的治疗中心有能力完成者这一系列的工作，因此肝癌治疗的"中心化"趋势是在所难免的，这些"中心化"的形成在早期是自发的，而其后则需要各方面的力量去巩固和建设，才能使更多的患者受益。

手术技术的进步无疑是肝外科发展中具有重要意义的一环。目前，在有经验的肝外科治疗中心，肿瘤的大小和位置已经不是手术的禁忌证，以往的手术"禁区"一再被打破。现在，在肝外科手术治疗方面比较有争议的话题是针对肝癌手术适应证的问题，因为我国是肝癌的高发地区，肝癌的每年新发的患者数达到世界的半数左右，而在我国尚没有全国性的治疗规范，目前针对肝癌的治疗手段又层出不穷，按照巴塞罗那肝癌的临床分期和推荐的治疗建议，手术治疗主要针对早期肝癌的患者，它是否适合中国患者的实际情况值得商榷，因为如果按照这一标准，很多肝癌患者将被排除在手术之外，而根据我们的实际经验，许多中期肝癌的患者也可以接受手术切除，而且术后的效果、患者的生存时间也比较满意。我们认为肝癌手术治疗的适应证应该是：

（1）肝功能能够耐受。

（2）全身状态允许。

（3）肿瘤可以被根治性切除（包括有门静脉癌栓）。

所以我们应该针对我国的实际情况制订符合我国国情的肝癌治疗规范，使肝癌患者获得最大限度的受益。

另一个没有定论的问题是对于肝脏恶性肿瘤是局部切除还是规则切除。局部切除，也就是非解剖性肝切除，是根据肿瘤所在部位，距离肿瘤一定距离（通常要求是1cm左右），将肿瘤连同周围部分肝脏组织一并切除。这种手术的优点是最大限度上保留了肝脏组织，特别对于我国肝癌患者大都有肝病背景，所以这种术式应用非常广泛。但是肝癌的肝内弥散往往起源于门静脉的分支受累，容易在同一肝段内形成子灶，局部切除可能将这些小的病灶遗漏。而肝段规则切除是指建立在Couinaud分段基础上的解剖性肝切除，它有一些理论上的优势：因为在手术时肝段之间没有Glisson系统，是一个少血管的界面，所以出血相对较少；也减少了术后如出血、胆汁漏等并发症；同时也将同一肝段内存在的小卫星灶切除，减少了术后复发的风险。但肝段切除需要一定的技术基础和设备，而且势必要将部分正常或相对正常的肝组织切除，对肝功能有一定影响。目前还没有前瞻性的随机对照研究来对二者的优劣加以定论，但有几项回顾性的研究认为：解剖性肝切除患者的预后优于非解剖性肝切除。目前可以掌握的原则是：如果肝功能允许，行解剖性肝段切除；如果肝功能状态处于临界状态，则行局部不规则切除。

2.肝动脉化疗栓塞（TACE）

肝动脉化疗栓塞是目前针对不可切除肝癌的主要治疗方法。是通过介入的方法向肝内肿瘤供血的动脉血管内注入化疗药物并行动脉栓塞。其实施的理论基础是正常肝组织和肝细胞癌的血液供应存在差异性。正常肝脏组织的大部分血液供应来自于门静脉（约75%），而来自于肝动脉的血液仅占25%左右。但在肝细胞癌中，肿瘤90%以上的血液供应来自于肝动脉，这为开展TACE治疗提供了有利的条件。

TACE是由TAC（经肝动脉化疗）和TAE（经肝动脉栓塞）两部分组成。TAC是经肝动脉向肿瘤内注入化疗药物，使肿瘤组织中能够获得较高的药物浓度，从而提高对肿瘤细胞的杀伤左右并降低化疗药物的全身不良反应。目前常用的化疗药物主要有：氟尿嘧啶、顺铂、多柔比星和表柔比星等。TAE是应用栓塞剂堵塞肿瘤的供血动脉而达到控制肿瘤的目的，目前常用的栓塞剂有明胶海绵、碘化油和不锈钢圈等。

从目前已有的研究结果来看，认为TACE对不能手术治疗的肝癌能起到延长生存期和改善症状的作用。对于TACE的适应证和禁忌证问题尚有争议，而这一问题又很重要，因为如果不恰当的应用TACE会适得其反。

目前认为较合适的指征为：

（1）不能切除的中期肝癌。

（2）可切除但患者其他条件不能满足手术要求者。

（3）肝功能可耐受（Child A～B级）。

对于TACE的禁忌证目前也无明确统一的指标，文献报道以下情况一般不宜接受TACE治疗：

（1）肝脏储备功能不全，一般认为肝功能Child C级不适合行TACE治疗。

（2）未被肿瘤受累的肝脏量不足。

（3）肾功能不全。

（4）肝性脑病。

（5）严重的其他脏器并发症。

（6）妊娠。

（7）肝外肿瘤。

（8）门静脉栓塞。

（9）胆管梗阻。

（10）明显的肿瘤动静脉分流。

以上其中一些禁忌证是有争论的，如门静脉栓塞和胆管梗阻。有的禁忌证通过处理可进一步行TACE，如动静脉分流，能够将分流处用明胶海绵栓塞后，然后可行TACE。

如果肿瘤可以切除，术前无须行TACE，这一点已经趋于共识。如肿瘤不能切除，TACE有可能将不可切除肝癌降期成为可切除肝癌，这为患者提供了一种可能有效的治疗方法。肝癌切除术后是否行TACE治疗应根据患者的具体情况而定，如肿瘤切除不是十分彻底，怀疑有微小子灶存在者适合行TACE；如肿瘤没有明显包膜，肿瘤切缘不足1cm，门静脉有癌栓，或术中发现明显有肿瘤残留，则需行术后TACE治疗。

3.局部消融治疗

经皮局部消融治疗是在超声或CT引导下，经过皮肤和肝实质进入到肝脏病灶，用物理或化学的方法将病灶消灭，达到治疗目标的方法。目前应用较多的是经皮无水乙醇注射（PEI）和射频消融（RFA）。其他的方法还有：经皮醋酸注射（PAI）；经皮热盐水注射（PSI）；经皮微波凝固治疗（PMCT）；经皮冷冻治疗（PCT）等。

（1）经皮无水乙醇注射（PEI）：是最早应用的局部消融治疗方法。无水乙醇注入肿瘤后可以在细胞内扩散，导致蛋白质脱水变性，使肿瘤发生凝固性坏死；还可以进入肿瘤内及其周围小血管，引起血管内皮细胞坏死和血小板聚集，诱发血栓形成，导致肿瘤缺血坏死。因为其有经济、简便、可反复实施、患者耐受性较好等特点，所以应用比较广泛。

目前PEI的适应证为：肿瘤直径小于5cm的单发病灶或2～3个的多发而直径不超过3cm的病灶。

Yamamoto J等观察到小肝癌切除与PEI的5年累计存活率相仿为61.5%和59.0%，认为对直径<3cm的小肝癌的治疗效果可以与手术相媲美。但是对于大于3cm的非均质肿瘤往往难以达到彻底灭活，肿瘤周边残存癌细胞容易引起复发。对于肝脏边缘的小肝癌，注射无水乙醇有外渗的可能，引起周围脏器损伤或弥散至腹腔导致腹痛，不建议采用PEI。

（2）射频消融法（RFA）：是将射频电极针刺入肿瘤内后，通以高频交流电，电极周围组织中离子在交流电作用下不断改变方向而摩擦产热形成局部高温，使蛋白质脱水变性，从而产生凝固性坏死。射频消融与PEI相比对肝癌病灶毁损更为彻底，还能够在肿瘤周围形成0.5～1cm的安全边界，被认为疗效更佳。

目前国际上公认适合RFA治疗的指征是：

①单结节型肝癌，病灶<5cm，最好<3cm。

②肝内病灶少于3个，每个不超过3cm。

③原发灶已切除的转移性肝癌，转移灶直径<5cm，数目<3个。

④无外科手术指征，或拒绝手术以及需延迟手术的患者。

⑤合并肝硬化，肝功能为Child A级或B级，且无大量腹腔积液者。

对于早期肝癌的行射频消融和手术切除的效果哪个更好，目前尚无定论。有两项关于射频消融和手术切除治疗单发病灶，直径小于5cm或多发病灶、数目少于3个，直径<3cm的肝癌的研究中显示，两种方法治疗后患者总生存率和无复发率无显著性差异。但最近年来自于我国华西医院的一项KCT研究认为：对于符合米兰标准的原发性肝癌，手术切除术后的总体生存率和复发率都优于射频消融治疗。这也提示对于能够耐受手术的患者根治性切除仍是首选的治疗方案。

RFA的主要缺点是：

①热力散失，射频所产生的热力被附近大血管中流动的血液带走，使疗效降低。

②肿瘤邻近器官受损。

③较大的肿瘤，射频所致的肿瘤坏死率低。其主要的并发症包括：胃肠道穿孔导致的腹膜炎；胆管狭窄；胆汁瘘以及膈肌损伤等。

二、肝内胆管细胞癌

肝内胆管细胞癌（ICC/IHC）是起源于肝内二级胆管以上的胆管上皮的恶性肿瘤，也称周围型胆管癌。最早在1840年由Durand-Fardel报道。属少见类型的原发性肝癌，约占原发性肝癌的5%～20%。世界各地的发病率有差异，美国的发病率约为1/100000，而泰国的发病率则高达76/100000。近年来，无论国内外其发病率都有明显上升趋势，其具体原因尚不得而知。虽然和肝细胞癌同属原发性肝癌，但它们在病因、病理、临床分型、治疗方法和预后效果上有诸多不同，在这里将肝内胆管细胞癌作一单独讨论。

（一）病因

肝内胆管细胞癌的病因尚未完全明确，而且东西方的和它有关的基础疾病也不尽相同，主要因素包括如下内容。

1.肝内胆管结石

我国和部分亚洲国家是肝内胆管结石的高发地区，也同样是肝内胆管细胞癌的高发地区。据不同的报道有7.8%～25.6%的ICC患者合并有肝内胆管结石。可见肝内胆管结石和ICC的发病关系密切。关于肝内胆管结石伴发ICC的发病机制，一般认为是肝胆管结石对胆管壁的长期机械刺激以及所引起的慢性胆道感染和胆汁滞留等因素导致胆管壁的慢性增生性炎症，继而引起胆管黏膜上皮的不典型增生，进一步转化为ICC。肝内胆管细胞癌还可以发生在已经手术不含结石的肝内胆管，此时仍有慢性胆道感染和胆汁潴留，后两者可能比结石的机械刺激更易引起胆管的癌变。临床上大多数患者有较长的胆石症病史、胆道手术史及反复发作的胆管炎表现，在结石清除后数年仍可发生肝内胆管癌，即所谓的迟发性肝内胆管癌。一般认为，从肝内胆管结石演变为ICC是一个长期的过程，已有的研究表明，在这一过程中经过复杂的分子生物学变化机制。

2.原发性硬化性胆管炎（PSC）

PSC是一种自体免疫性疾病，与炎症性肠病密切相关的慢性胆汁淤积性肝病。一般认为PSC是胆管癌的癌前病变，一项关于PSC的大系列联合研究发现，在获诊断的1年后，PSC患者肝胆肿瘤的年发生率为15%。从美国SEER的数据显示：近年来ICC发病率的明显增长和PSC发病率的相对稳定。这表明除了PSC以外，有其他的因素参与了ICC的发生和形成。

3.乙型肝炎病毒（HBV）和丙型肝炎病毒（HCV）感染

HBV和HCV感染和肝细胞癌的发病有密切关系已被公认。近期有多项研究表明：HBV和HCV感染亦与胆管癌发生有关。肝外胆管上皮细胞与肝细胞在发生学上有共同起源，在解剖学上有连续性，因此HBV和HCV可感染肝细胞和肝内胆管细胞。而在肝外胆管细胞癌中则没有发现与HBV/HCV感染有明确的相关性。

4.肝血吸虫感染

来自ICC高发区泰国的研究证实：ICC的发病和麝猫后睾吸虫感染有关。感染麝猫后睾吸虫的叙利亚仓鼠可观察到胆管上皮细胞的恶性转化。在我国也有研究表明华支睾吸虫感染和ICC的发病相关。人类因进食含这两种血吸虫囊蚴的生鱼后得病，幼虫生长在十二指肠，在肝内胆管内成长至成虫。成虫在胆管内蠕动的机械性刺激，虫体代谢产物和胆汁成分的化学刺激可能和ICC的形成有关。

5.Caroli病（先天性肝内胆管扩张症）

Caroli病是一种较为少见的先天性胆道疾病，其特征为肝内胆管囊性扩张而形成胆管囊肿。约有7%～15%的Caroli病患者会并发胆管细胞癌，其具体的发病机制不清。

6.其他因素

有报道认为，酒精性肝病、大量吸烟和糖尿病可能也是ICC的相关致病因素，但仅见于个别研究结论，未经过大样本的流行病调查验证。

（二）病理

（1）大体标本上可见肝内胆管细胞癌质地硬，呈淡白色，是因为富含纤维间质和黏液所致。边缘不规则，周围可以有散在卫星灶。很少合并肝硬化。日本肝癌研究会通过研究总结245例原发性肝内胆管细胞癌，将ICC依据肿瘤大体表现可分为3型：肿块型（MF）、管周浸润型（PI）和管内型（IG）。其中肿块型最多见，在肝实质形成明确的肿块；管周浸润型主要沿胆管的长轴生长，常常导致周围胆管的扩张，而肿物本身在术前的影像学检查中不易被发现；管内型呈乳头状或瘤栓样向胆管腔内生长，外科手术切除后预后好于其他类型。如果肿瘤中包括不止一种类型，则将主要类型写在前，其后加上次要类型，如MF+PI。

（2）组织学上，ICC以管状腺癌为主，癌细胞呈立方、柱状或多形性，胞质透亮或嗜酸性，排列成腺管状，管腔内有黏液分泌及丰富的纤维间质。胆管细胞癌缺乏毛细胆管，不分泌胆汁。其次为乳头状腺癌，少见的有黏液腺癌、硬化性胆管癌、未分化癌。

分期：①肝内胆管细胞癌的TNM分期和肝细胞癌的分期相同，见表6-8。

表6-8　AJCC原发性肝内胆管细胞癌的TNM分期（2006年）

原发肿瘤（T）分期	
T1	单个肿瘤结节，无血管浸润
T2	单个肿瘤结节，并伴血管浸润；或多个肿瘤结节，最大径均≤5cm
T3	多个肿瘤结节，最大径>5cm；或肿瘤侵犯门静脉或肝静脉的主要分支
T4	肿瘤直接侵犯除胆囊以外的附近脏器；或穿破内脏腹膜
淋巴结转移（N）分期	
Nx	淋巴结转移情况无法判断
N0	无局部淋巴结转移
N1	有局部淋巴结转移
远处转移（M）分期	
Mx	无法评价有无远处转移
M0	无远处转移
M1	有远处转移，包括不同肺叶散播和除前斜角肌窝、锁骨上区淋巴结转移以外的其他部位的淋巴结转移

TNM分期

I期		T1N0M0
II期		T2N0M0
III期	III A期	T3N0M0
	III B期	T4N0M0
	III C期	T1-4N1M0
IV期		T1-4N0-1M1

②因为ICC以肿块型为主，日本肝癌研究会制订了肿块型ICC的TNM分期，和AJCC分期的区别主要在T分期上：T分期取决于是否满足以下三个条件：肿瘤为单发；肿瘤直径≤2cm；肿瘤未侵犯门静脉、肝静脉和浆膜。

T分期：

T1为符合以上3项标准。

T2为符合3项中的2项。

T3为符合3项中的1项。

T4为以上3项标准都不符合。

N分期：

N0无淋巴结转移。

N1有任何部位的淋巴结转移。

M分期：

M0无远处转移。

M1有远处转移。

TNM分期：

Ⅰ期：T1N0M0。

Ⅱ期：T2N0M0。

Ⅲ期：T3N0M0。

Ⅳa期：T4N0M0或任何T，N1M0。

Ⅳb期：任何T，任何N，M1。

（三）临床表现

肝内胆管细胞癌早期无特异的临床症状，或仅有腹部不适、食欲不佳等非特异症状。合并有肝内胆管结石的患者可以有结石相关的症状，如腹痛、发热等胆管炎的症状，有时仅仅满足于胆管炎的诊断，没有及时发现肿瘤的存在。如果肿瘤只侵犯一侧的二级胆管，一般临床上不表现出明显的黄疸，如出现黄疸，大多提示肿瘤已浸润肝门。肿瘤晚期可表现为消瘦、腹痛、黄疸、腹腔积液，甚至可触及腹部肿物。

（四）诊断

主要依靠血清学检查和影像学检查，尤其是后者更为重要。

1.血清学检查

病变早期肝脏功能检查可完全正常。ICC没有特异的肿瘤标志物，CA19-9有一定的价值，是目前常用的指标。然而其他胃肠道或妇科肿瘤、细菌性胆管炎也会出现CA19-9的升高，因此特异性不强。CEA、CA125等肿瘤标志物多无特异性，价值不高。ICC患者会出现AFP升高，甚至是明显升高，所以不能依靠AFP来鉴别HCC和ICC。

2.影像学检查

影像学检查是诊断肝内胆管细胞癌最重要的手段。主要方法有：

（1）超声检查：超声检查难以明确ICC的诊断，由于ICC的类型不同，所在位置也各异，所以其声像表现也多样，位于较大胆管的肿瘤可以表现为肝脏上境界不清的肿物以及其远端局部扩张的胆管。而位于肝脏边缘小胆管的肿物则没有胆管扩张的表现。多普勒超声有助于发现肿瘤对血管的侵犯。由于超声检查具有方便、无创的优点，仍可作为第一线的影像学检查手段。

（2）CT检查：是检查ICC的重要手段，敏感性和特异性均优于超声检查3CT平扫可见边界不规则的低密度实质性肿块，部分病灶内可有高密度钙化影。注入对比剂后，动脉期可见肿瘤边缘轻度强化，门脉期可见肿瘤内出现不规则的斑片状强化。延迟期整个病灶均可强化，但边界不清。靠近肝门的肿物可见周边有扩张的胆管。CT检查有助于判断肿瘤是否侵犯门静脉及肝动脉，为手术治疗的选择提供参考。

（3）MRI检查：MRI对ICC的诊断有较大的价值。T1加权像可表现为低信号，T2加权像表现为高信号，T1、T2信号多不均匀。增强扫描与CT扫描表现相似。MRCP对明确肿物在胆管树上的位置有很大帮助，可显示肝门部胆管有无受累。

（五）治疗

1.手术治疗

肝部分切除术可能是ICC取得治愈的唯一方法。但由于ICC的发病比较隐匿，患者因有症状就诊时往往丧失了手术切除机会。失去手术机会的原因主要有：远处脏器的转移；肝门及周围重要血管的浸润；肿瘤病灶多发，不能彻底切除；病变范围大，切除后残余肝脏功能不能代偿。据已有报道，ICC的切除率约为30%～70%。腹腔镜检查可以减少开腹探查而不能切除的概率，Weber等报道了53例ICC患者，其中22例实施了诊断性的腹腔镜检查，结果其中6人发现已不能切除：4例出现腹膜转移，2例同时有肝外病灶。

术中切除的原则和方法与肝细胞癌（HCC）没有大的差别，因为ICC并存肝硬化的概率明显少于HCC，所以残余肝脏的代偿能力要强一些，术中注意要争取达到R0切除，其含义是：

（1）对发现的病症切除范围要足够（一般要求超过1cm），达到镜下切缘阴性。

（2）不要有残余的小病灶，因为ICC的病症可以是多发的，有时在一个主要病症的周围有卫星灶，术前的影像学检查和术中的常规探查可能遗漏，为了减少这种概率，术中超声的应用能够有所帮助。

在术中是否需要常规进行局部淋巴结的廓清还有争论，但肝门部有淋巴结转移在ICC中并不罕见。Shimada对41例ICC患者进行局部淋巴结廓清，发现其中有24例被证实为有淋巴结转移。而且可以明确的是已经有许多研究表明，局部有淋巴结转移是ICC预后不佳的重要因素之一。所以我们认为术中还是应该进行淋巴结的廓清，尤其是术前影像学检查和术中探查有淋巴结肿大的患者应该进行淋巴结切除，因为就目前的手术技术而言，淋巴结廓清不会增加术后并发症的发生率，对手术时间的延长也很有限，只要患者的状态允许，清除淋巴结是有益的。

2.哪些因素对行手术切除的ICC患者的预后有影响

目前已有的研究对这一问题的结论并不一致，相对而言，大家比较认同的因素包括：

（1）肝内多个病灶。

（2）局部淋巴结转移。

（3）肿瘤切缘是否达到阴性。

（4）术前Ca19-9水平明显升高。

除了以上因素，肿瘤的大小超过5cm；大血管的浸润；术前CEA水平明显升高；术前有黄疸表现等因素也可能影响预后。

3.肝移植术是否是ICC的合适治疗方法

至于肝移植术是否是ICC的合适治疗方法，目前尚无一致意见。因为ICC的发病率低，所以目前还没有专门针对ICC行肝移植的系统研究，其适应证一般参照HCC来实施。

4.辅助治疗

对于不能切除的ICC，如果不采取任何治疗措施，其生存期只有5～8个月，所以必要的辅助治疗可能延长生存期，改善生活质量。经肝动脉化疗栓塞术（TACE）被认为是一种对于不能切除患者有效地辅助治疗方法，有数项研究均认为TACE能够取得较好的效果。一项来自于韩国的研究对49例患者共实施124次TACE和96次TACI，结果中位生存时间是10个月，平均生存时间是18个月。1、2、3、4年生存率分别为46%、38%、30%、15%。但这些研究都是回顾性的，最终的结论有待于可信度更高的随机性前瞻对照研究来得出。放射治疗对ICC是否有限尚无定论。对于直径比较小的ICC病灶，如果患者拒绝手术治疗，冷冻疗法、射频消融或微波消融也可以取得较好的效果，但前提是病灶周围没有主要的血管和胆管。

三、护理

（一）护理评估

1.健康史

评估患者有无慢性肝炎、肝硬化病史；有无经常食入受黄曲霉素污染的食物或饮用被污染的水；家族中有无乙肝和肝癌病史。

2.身体状况

早期无特征性表现，一旦出现症状多为进展期肝癌。了解有无肝区疼痛、消化道症状、发热及消耗症状。了解有无肝脏肿大、脾肿大、腹腔积液、黄疸等；了解有无肝性脑病、消化道出血、肝癌破裂等并发症。

3.辅助检查

了解患者甲胎蛋白测定、超声检查、CT、MRI、肝穿刺活体组织检查等辅助检查手段情况。

4.心理社会

5.手术后评估

（二）护理问题

1.焦虑、恐惧或绝望

与下列因素有关：

（1）突然发病或病情较长。

（2）忍受较重的痛苦。

（3）担忧预后。

（4）经济拮据等。

2.疼痛

与肿瘤的迅速生长使肝包膜牵张有关。

3.营养失调

低于机体需要量，与肿瘤的代谢性消耗、肝功能不良及营养摄入不足等因素有关。

4.潜在的术前并发症

急性腹膜炎、上消化道出血、休克等，与肝癌突然破裂有关。

5.潜在的术后并发症

腹腔内出血、胃肠道出血、肝衰竭或肝性脑病、腹腔积液、胸腔积液、胆汁渗漏、腹腔感染等。

6.知识缺乏

缺乏肿瘤的有关知识。

（三）护理目标

患者思想负担，焦虑和恐惧减轻，增强战胜疾病的信心。患者疼痛减轻或者缓解。遵循营养计划，保证各种营养的摄入，能接受手术。肝癌破裂等并发症及时被发现。腹腔内出血、胃肠道出血、肝衰竭或肝性脑病发生的危险性减小且能及时被发现。视患者的心理承受力，使患者获得肝癌的相关知识。

（四）护理措施

1.手术前护理

（1）心理护理：患者常有焦虑、恐惧或绝望的心理，分析其程度，制定措施；为患者提供舒适的条件，做好对症护理以减轻患者痛苦；适当介绍有关治疗方法和意义，以取得患者的配合；对患者要注意医疗保护制度。

（2）注意观察病情的突然变化：在术前护理过程中，肝疾病可能发生多种危重并发症，尤其是原发性肝癌破裂，出现急性腹膜炎表现及内出血表现。部分患者可发生上消化道大出血、肝性脑病等并发症。

（3）改善肝功能及全身营养状况：术前应注意休息并积极纠正营养不良、贫血、低蛋白血症及凝血功能障碍，采取有效保肝措施。给予低脂、高糖、高维生素饮食，适当限制蛋白质的摄入。术前常规使用肝泰乐、肌苷等保肝药。

（4）改善凝血功能：由于肝脏合成凝血因子减少，故手术前3日可以输入新鲜血或静脉滴注维生素K，预防术中、术后出血。

（5）肠道准备：对拟行广泛肝组织切除术或肝血管结扎术、栓塞术者，尤其是合并肝硬化者，为抑制其肠道内细菌，清除肠道内粪便，以减轻术后腹胀及血氨来源，防止肝性脑病等并发症的发生，术前3日开始口服新霉素和甲硝唑，术前1日晚清洁灌肠。

（6）注意药物的副作用：避免使用巴比妥类、红霉素类等对肝有害的药物。

2.手术后护理

（1）体位及活动：病情平稳后宜取半卧位。肝手术后一般不宜过早起床活动，尤其是肝叶切除术后过早活动易致肝断面出血。

（2）严密观察病情变化：肝手术后易发生并发症，死亡率甚高。尤其是肝脏血运丰富，术后容易出现创面渗血，因而术后必须严密观察生命体征、出血症状，观察有无切口渗血；另外注意观察患者意识变化、黄疸、腹腔积液、尿量等情况；注意各项相关的检查，如血、尿常规、电解质及酸碱平衡指标、肝肾功能、超声波、X线等。如发现有关并发症发生时，当及时与医师联系，做好相应治疗护理工作。

（3）饮食与营养：术后禁饮食，作胃肠减压，同时维持水、电解质及酸碱平衡。对广泛肝叶切除术后，需静脉高营养支持。胃肠功能恢复后再给调整饮食。

（4）引流管护理：肝手术后可能有多种引流管，应保持各种引流管通畅，妥善固定，详细观察并记录引流量和内容物的性状以及变化情况。严格无菌操作，每日更换引流接管及引流瓶。如引流液含胆汁，应考虑胆瘘；如引流液为持续血性，应警惕腹腔内出血。渗液明显减少时应及时去除引流管，但是由于手术创伤白蛋白低，腹腔积液量较大，腹腔引流管也不宜过早拔除。

（5）继续使用抗生素：防治肝创面、腹腔及胸部等各种术后感染。

（6）继续采取保肝措施：方法同术前护理。

（7）疼痛的护理：肝脏手术疼痛较重，可以采用镇痛泵、镇痛药，帮助患者采取舒适的卧位，用腹带加压包扎，咳嗽时保护伤口等方法来减轻患者的疼痛。

3.肝动脉插管化疗患者的护理

（1）妥善固定导管。

（2）严格遵守无菌原则，每次注药前消毒导管，注药后用无菌纱布包扎，防止细菌沿导管发生逆行性感染。

（3）防止导管堵塞，注药后用肝素稀释液（25U/mL）冲洗导管。

（4）注意化疗副作用，如腹痛、恶心、呕吐、食欲不振。

（5）注意患者白细胞数减少。

（6）若系胃、胆、脾动脉栓塞出现的上消化道出血等并发症时，须密切观察生命体征和腹部体征，及时通知医师进行处理。

（7）拔管后，加压压迫穿刺点15min并卧床休息24h，防止局部形成血肿。

4.介入治疗的护理

（1）心理护理：介绍介入治疗的可行性、安全性以及术中、术后可能出现的情况，从而使患者有充分的思想准备，消除其恐惧、紧张、忧虑的心理，积极配合治疗。

（2）常规准备：术前禁食4h，会阴部备皮，训练患者床上排尿排便。

（3）穿刺部位的护理：术后穿刺部位沙袋应加压12h，绝对卧床休息24h，穿刺侧肢体避免弯曲受压，避免穿刺口包扎松动，还应观察下肢皮肤颜色、皮肤温度及足背动脉搏动情况，观察穿刺部位有无渗血、血肿。

（4）观察出血情况：密切注意血压、脉搏变化，每2h测量血压、脉搏一次，并做记录，连续24h血压正常才可停止。

（5）恶心呕吐的护理：化学药物及造影剂可引起恶心、呕吐症状，也容易造成消化道出血，术中注入化疗药物前肌注甲氧氯普胺10mg，栓塞后推注甲氧氯普胺、地塞米松，以减轻胃肠道症状。

（6）发热的护理：主要为肿瘤坏死吸收造成。大多数患者会出现不同程度的发热，体温多<38.5℃，一般5～7日自行消退，可不予处理，只要给患者保暖、病室通风，并密切观察体温变化；如出现高热，则给予物理降温或药物降温及抗生素治疗。若术后7日体温再次升高，血象升高，则应注意肿瘤坏死后继发局部或全身感染。由于患者抵抗力低下，介入治疗时器械要严格消毒灭菌，执行无菌操作。术后常规使用抗生素防止感染。

5.并发症的预防和护理

（1）癌肿破裂出血：为原发性肝癌的常见并发症，应嘱咐患者避免腹内压骤然升高，避免右上腹受伤，避免剧烈活动，患者突发腹痛，伴有腹膜刺激征、休克表现应考虑有癌肿破裂，及时通知医生，配合抢救治疗。

（2）上消化道大出血：是患者晚期癌肿或肝硬化造成门脉高压症突发上消化道大出血，患者应以高营养少纤维的软食为主，忌辛辣性食物、咖啡、浓茶等，加强肝功能保护和监测，及时纠正出凝血障碍，一旦发现出血应紧急抢救，采取措施。

（3）肝性脑病的预防和护理：术后应加强生命体征和意识状态的观察，若出现性格行为变化，如欣快感、表情淡漠等前驱症状时，及时通知医师。对此类患者，应注意：

①避免肝性脑病的诱因，如上消化道出血、高蛋白饮食、感染、镇静催眠药等。

②禁用肥皂水灌肠，可用生理盐水或弱酸性溶液（如食醋1～2mL加入生理盐水100mL），使肠道pH保持为酸性。

③口服新霉素或卡那霉素，以抑制肠道细菌繁殖，有效减少氨的产生。

④使用降血氨药物，如谷氨酸钾或谷氨酸钠静脉滴注。

⑤便秘者可口服乳果糖，促使肠道内氨的排出。

（五）健康指导

（1）大力宣传进行一级预防，不吃霉变食品和粮食，避免生活用水污染，戒酒。

（2）接种乙肝疫苗，预防肝炎；对高发地区人群，应定期进行体检；肝炎后肝硬化患者应定期查甲胎蛋白和B超检查，可早诊断，早治疗。

（3）自我护理在病情允许的情况下可以适量活动，选择富有营养、清淡、易消化的食物，少食多餐。有腹腔积液、水肿者，应严格控制盐和水的摄入。保持生活有规律，防止情绪剧烈波动和劳累。

（4）鼓励患者参加社会性抗癌组织活动，以增添精神支持力量。

（5）乙型肝炎常由注射器或输血器感染，提倡用一次性用品。

（6）嘱患者定期复查。

第二节　细菌性肝脓肿

一、概述

细菌性肝脓肿由化脓性细菌引起，故又称化脓性肝脓肿。肝脏有肝动脉和门静脉双重血供，而且其胆道系统与肠道相通，增加了感染的可能性。正常情况下，肝脏有丰富的血液供应及网状内皮系统的吞噬作用，可以杀灭入侵的细菌，不易形成肝脓肿。如若存在胆道系统疾病、全身感染或合并有糖尿病等情况，此时机体的抵抗力下降，易引起肝脓肿。常见的致病菌多为大肠埃希菌、金黄色葡萄球菌、厌氧性链球菌、变形杆菌和产气杆菌等。

二、病因

（一）胆道

为细菌性肝脓肿的最主要原因，占21.6%～51.5%。胆道系统的感染如胆囊炎、胆管炎、胆管结石、胆管狭窄、肿瘤、蛔虫等所致的急性梗阻性化脓性胆管炎，细菌沿着胆管逆行，导致肝脓肿的形成。此种途径引起的肝脓肿常为多发性，以肝左叶较为多见。

（二）门静脉

腹腔内、胃肠道的感染如化脓性阑尾炎、盆腔炎、溃疡性结肠炎、胰腺脓肿、肠道肿瘤等均可引起门静脉属支的化脓性门静脉炎，脱落的脓毒栓子经门静脉侵入肝脏形成脓肿。由于抗生素的应用，这种途径的感染已明显减少。

（三）肝动脉

身体任何部位的化脓性疾病，如急性上呼吸道感染、皮肤痈、疖及骨髓炎、亚急性感染性心内膜炎等，菌栓通过肝动脉进入肝脏而导致肝脓肿的发生。

（四）淋巴系统及邻近脏器的直接蔓延

邻近肝脏的组织器官化脓性炎症，如胃、十二指肠穿孔、膈下脓肿、化脓性胆囊炎等，病原菌可直接蔓延或通过淋巴系统进入肝脏形成脓肿。

（五）开放性肝损伤

细菌从创口或随异物直接侵入肝脏引起。

（六）医源性感染

近年来开展的肝穿活检术、经皮肝囊肿穿刺抽液注药术、经十二指肠镜逆行胰胆管造影等，操作时有可能把病原菌带入肝脏内；肝脏肿瘤经射频、微波等治疗后，肿瘤坏死液化后继发感染可形成肝脓肿。

（七）来源不明者

称隐源性肝脓肿，可能与肝内已存在的隐匿病变有关，当机体抵抗力下降时，病原菌开始在肝内繁殖继而形成肝脓肿，以金黄色葡萄球菌多见。

三、病理及病理生理

细菌性肝脓肿的病理变化与细菌的种类、数量、感染途径、全身情况和治疗有密切关系。健康人的肝脏有网状内皮系统的吞噬作用，可以杀灭入侵的细菌，不易形成肝脓肿。当机体抵抗力下降时，细菌大量繁殖发生炎症反应，形成脓肿，予以及时、适当的治疗后小脓肿可机化吸收。若治疗不及时或细菌毒力较强，小脓肿可融合成单个或多个较大脓肿。血源性感染（经门静脉、肝动脉感染）者常呈多发性脓肿，且多位于右肝或累及全肝；胆源性肝脓肿常与胆道相通，故脓肿分布常与胆管分布一致，开放性肝损伤所致的肝脓肿多属单发。细菌性肝脓肿常有肝脏肿大，肝包膜炎性改变，常与周围的膈肌、网膜等粘连。单个肝脓肿容积有时可以很大；多个肝脓肿的直径则可在数毫米到数厘米。显微镜下可见门静脉炎症，静脉壁有炎性细胞浸润，管腔内存在白细胞及细胞碎片，脓腔内含有坏死组织。当脓肿转为慢性时，周围肉芽组织增生纤维化，脓肿周围可形成一定厚度的纤维组织膜。由于肝脏血运丰富，肝脓肿释放的大量毒素被吸收后可出现严重的毒血症，如寒战、高热甚至中毒性休克等表现。

四、临床表现

肝脓肿通常继发于某种感染性先驱疾病，一般起病较急，但有少数发生于健康人的隐匿性肝脓肿，起病比较缓慢，在数周后方才出现发热等症状。典型的肝脓肿临床症状表现为寒战、高热、右上腹疼痛、全身酸胀不适以及贫血、体重下降等，还有部分患者出现黄疸。但是大多数的患者不一定具有上述所有症状，尤其是已经应用了抗生素治疗的患者。

（一）症状

1.寒战、高热

是最早、最常见的症状，发热常为弛张热，体温常可高达39～40℃，伴大量出汗，脉率增快。

2.肝区疼痛

炎症引起肝肿大，导致肝包膜紧张，肝区呈持续性钝痛，亦有表现为胀痛、灼痛、跳痛甚或绞痛者。疼痛剧烈者常提示单发性脓肿，脓肿早期可表现为持续钝痛，后期可表现为尖锐剧痛。如炎症刺激右膈，可出现右肩痛、背痛；随呼吸加重者常提示肝膈顶部脓肿；感染向胸膜、肺蔓延时可引起胸痛、咳嗽和呼吸困难，严重者可穿过膈肌导致脓胸。

3.乏力、食欲缺乏、恶心、呕吐

由于大量细菌毒素被机体吸收和持续的消耗，常有乏力、食欲缺乏、恶心、呕吐等消化道症状。少数患者还出现腹泻、腹胀及难以忍受的呃逆等症状。

（二）体征

（1）肝大并有压痛或肝区叩痛：脓肿位于肝上部时，则有肝上界抬高，可有右侧胸腔积液或反应性右侧胸膜炎；脓肿位于右肝下部时，常可见右上腹饱满，甚至可见局限性隆起，常可触及肿大的肝脏和波动性肿块，有明显的触痛；脓肿位于或移行于肝表面时，其相应体表的局部皮肤可有红、肿、压痛和凹陷性水肿；脓肿位于左肝时，上述体征局限于剑突下。

（2）重症患者可出现腹腔积液及脾大、贫血。胆道梗阻的患者常有黄疸，其他原因引起的细菌性肝脓肿一旦出现黄疸表示病情严重，预后不良。

（三）并发症

细菌性肝脓肿如不及时有效的治疗，脓肿穿破邻近组织脏器可引起严重并发症。如破入腹腔形成急性腹膜炎；穿破膈下间隙形成膈下脓肿；穿破膈肌形成脓胸；左肝脓肿穿入心包形成心包积脓；如同时穿破支气管和胆道，则形成支气管胆瘘；如同时穿破门静脉和胆道，大量血液经胆道进入十二指肠，即胆道出血；少数可破入胃、大肠、下腔静脉等。

五、辅助检查

（一）实验室检查

1.血常规

大多数患者白细胞计数明显增高，达15×10^9/L，中性粒在0.90以上，并可出现核左移或中毒颗粒。

2.肝功能改变

碱性磷酸酶、转氨酶可轻中度升高，可有总胆红素升高、清蛋白降低，肝脏广泛损害时可出现腹腔积液和黄疸。

（二）影像学检查

1.X线检查

X线平片可见肝影增大、肝内气液平面、右膈肌抬高、活动受限或胸腔积液、右下肺肺段不张等。

2.B超

是诊断肝脓肿最简单、经济、准确的方法，阳性率96%以上，应作为首选。可以测定脓肿的部位、大小、距体表的深度和脓肿的液化程度，并可以确定脓肿的穿刺点或手术引流进路。当肝实质有炎性浸润时，表现为大片边界不清的低回声区；脓肿形成后表现为液性暗区，其内有点、片或絮状回声（脓腔内坏死组织或脓性渗出物中的有形成分）。

3.CT

肝脓肿的CT表现随病程发展而有所不同。在急性期或脓肿早期，肝组织以充血、水肿为主，临床表现较严重，而CT表现不典型，易误诊。此时，CT平扫表现为肝肿大，肝实质内有边界不清的略低密度灶，大小不等，增强后常呈不均匀明显强化。脓腔内积气为肝脓肿的特征性表现，但出现率低，可能由于产气杆菌感染或化脓性肝内胆管扩张积气所致。随着病情的发展，肝内可出现一个或多个坏死液化区，形成单发或多发、单房或多房的脓腔。CT表现为边界模糊不清的低密度灶，坏死液化区无强化而表现为蜂窝状或多房状改变，其腔内房隔厚薄、多少、强化程度与病程、坏死液化程度密切相关，病程越长，坏死液化越完全，房隔越薄且越稀少，甚至消失。边缘环状强化可以表现为单环、双环、三环，环状强化的机制是外环为细菌毒素所引起的正常肝组织的水肿带；中环为脓肿的壁层，密度均匀，为炎性肉芽组织，因含有丰富的新生血管，故注射造影剂后强化特别显著；内环为炎性坏死组织，但尚未液化，病灶的最内层为坏死液泡组织，其密度为液性，不为造影剂所强化。

4.其他检查

MRI或肝动脉造影。

六、诊断

（1）病史上常有肠道、胆道感染或其他化脓性感染疾病，大多数患者并存有糖尿病或免疫功能低下。

（2）临床表现为肝区疼痛、寒战、高热、黄疸，肝脏肿大，且有触痛和叩击痛。

（3）白细胞计数增高、核左移，总数在15×10^9/L左右，中性在90%以上。肝功能检查：血清转氨酶、碱性磷酸酶升高。

（4）B超：提示肝脏单发或多发低回声或无回声肿块，脓肿壁表现为强回声，厚薄不等，脓肿周围显示低回声的水肿带，组成"环中环征"，CT平扫显示肝实质圆形或类圆形低密度肿块，中央为脓腔，密度高于水而低于肝，增强扫描提示脓肿壁强化而脓肿腔无强化。MRI提示在T1WI呈低信号，在T2WI呈高信号。

（5）肝脏穿刺抽出黄白色脓性液体，涂片和培养发现细菌，即可明确诊断。

七、鉴别诊断

（一）阿米巴肝脓肿

二者临床表现相似，但病因不同，故在治疗原则上有着本质的不同，因此二者鉴别诊断至关重要。阿米巴肝脓肿常有阿米巴痢疾史，起病比较缓慢，病程长，肝肿大显著，可有局限性隆起，脓腔大，多为单发，肝右叶常见，穿刺脓液呈巧克力色，无臭味，可找到阿米巴滋养体，如无混合感染，细菌培养多为阴性，粪便检查常可发现阿米巴包囊或滋养体，抗阿米巴治疗有效。一般来说，二者鉴别比较容易。

（二）肝包虫病

多有牧区居住或与犬、羊等动物密切接触史，临床上表现为上腹部肿块、腹痛或压迫邻近器官的症状，肿块呈圆形，表面光滑，边界清楚，质韧有弹性，能随呼吸上下移动，叩之有震颤。包虫囊液皮内试验、补体结合试验、间接血凝法试验、B超检查等可帮助诊断。肝包虫一般不难诊断，但当囊肿继发感染时易与肝脓肿混淆，上述检查结合病史及临床表现有助于鉴别。

（三）右膈下脓肿

往往之前有胃、十二指肠溃疡穿孔及上腹部手术后感染等疾病史，全身中毒症状较细菌性肝脓肿轻，主要表现为胸痛，深吸气时疼痛加重。X线片可见膈肌抬高，运动受限明显，膈下出现气液面，B超可见膈下液性暗区。

（四）原发性肝癌

肝癌患者多有慢性肝病病史，一般无明显寒战、发热表现，结合B超、CT、AFP等检查可有助鉴别。当肝癌中心区液化坏死并继发感染时，可有寒战、高热，结合病史及上述辅助检查可鉴别。

（五）胆道感染

细菌性肝脓肿常与胆结石、胆管炎同时存在，早期以胆道感染症状为主，然后可能以肝脓肿表现为主。早期B超检查可发现胆囊增大、囊壁增厚，胆囊内可见结石影、胆总管扩张等。

（六）右下肺炎

主要表现为寒战、发热、咳嗽、右侧胸痛，肺部可闻及啰音，胸部X线检查有助于鉴别。

八、治疗

（一）非手术治疗

适用于局限性炎症，脓肿尚未形成或多发性小脓肿时。在治疗原发疾病的基础上给予大剂量有效抗生素和全身支持疗法。

1.早期选用大剂量有效抗菌药物

目前主张有计划地联合应用抗生素，如选用对需氧菌和厌氧菌均有效的抗生素（一般联用两种药物）。待细菌培养报告后，根据药物敏感试验结果进行调整。

2.全身性支持疗法

由于细菌性肝脓肿患者中毒症状较重，全身情况较差，应积极补液，纠正水、电解质紊乱，给予大量维生素B、C、K，必要时，反复多次输入少量新鲜血液和血浆，纠正低蛋白血症，改善肝功能，增强机体抵抗力。

3.中药治疗

治疗原则：活血化瘀、泻火解毒、托里透脓。方药有黄连解毒汤和大柴胡汤加减（黄芩15g、黄柏10g、柴胡20g、大黄10g、枳实15g、赤芍10g、半夏10g、败酱草10g、蒲公英10g），确诊后开始服用，每日1剂，水煎，分2次服用，停用抗生素后继续服用至痊愈。一般用15～20天。

4.B超或CT引导下经皮穿刺抽脓置管引流术

近年来，随着超声、CT、MRI等影像技术的发展，穿刺或置管引流已成为首选的治疗方法。

（1）适应证：适用于单个较大脓肿，此法简便、创伤小，疗效也满意，尤其适用于年老体弱及危重患者。

（2）禁忌证：有严重出血倾向者、大量腹腔积液者、伴有其他急诊剖腹指征者、脓肿未能完全液化者、肿瘤或血管瘤合并感染者、毒血症严重或合并DIC的多房性脓肿。

（3）方法：通常的做法是在B超或CT引导下，选取距皮肤最近、避开重要器官、易于穿刺的部位穿刺抽脓或置管引流，用敏感抗生素脓腔内注入或冲洗。疗效好坏的关键是是否抽吸和冲洗干净。目前的观点一致认为，对于直径<5cm的细菌性肝脓肿，多采用穿刺抽脓的方法；对于直径>5cm的细菌性肝脓肿，则采用穿刺抽脓后置管引流的方法。一般认为，患者持续发热且超声、CT明确有肝内液性占位病变者为最佳穿刺治疗时机；拔管以患者体温正常、临床症状消失及B超、CT检查脓腔基本消失为原则。穿刺针一般选择16～18G套管针穿刺，可取得满意的效果。引流管选择8～10F PTCD管就可达到通畅引流的目的。对直径>10cm的脓肿可采用经皮穿刺两点双管引流术，具体做法为：从不同部位向同一脓腔内置入两根引流管，一引流管术后接负压持续吸引，另一管专作灌洗用，接输液器，缓缓滴入冲洗液。具有引流、冲洗互不冲突，冲洗时也不至于因为脓腔压力过高而使脓液溢入腹腔、冲洗时间长等特点。

（二）手术切开引流

1.肝脓肿切开引流术的适应证

穿刺引流不畅，经积极保守治疗后脓肿无明显缩小，临床表现无明显改善或进行性加重者；伴有原发病变需要手术处理者，如胆源性肝脓肿；脓肿壁厚，保守治疗效果差的慢性肝脓肿；脓肿壁已穿破或者估计有破溃可能者。手术切开脓肿，处理原发病灶，双套管负压吸引，以彻底引流。

常用的手术方法有以下几种：

（1）经腹腔切开引流术：右肋缘下做斜切口（右肝脓肿）或经腹直肌切口（左肝脓肿），入腹后确定脓肿部位，用湿盐水纱布保护手术野周围，以免污染腹腔。用穿刺针抽得脓液后，沿针头方向用血管钳插入脓腔，排出脓液，再用手指伸进脓腔，轻轻分离腔内间隔组织，用生理盐水冲洗脓腔，洗净后放置双套管负压吸引。

（2）腹膜外脓肿切开引流术：对于肝右叶的前侧、左外叶、肝右叶膈顶部或后侧的细菌性肝脓肿，与腹壁已发生紧密粘连，也可采用腹膜外脓肿切开引流术。

做右肋缘下斜切口，在腹膜外间隙用手指推开肌层直达脓肿部位，用穿刺针抽得脓液后，沿针头方向用血管钳插入脓腔，排出脓液，再用手指伸进脓腔，轻轻分离腔内间隔组织，用生理盐水冲洗脓腔，洗净后放置双套管负压吸引。

（3）后侧脓肿切开引流术：适用于肝右叶膈顶部或后侧脓肿。

患者左侧卧位，沿右侧第12肋稍偏外侧做一切口，切除一段肋骨，在第一腰椎棘突水平的肋骨床做一横切口，显露膈肌，有时需要将膈肌切开到达肾后脂肪囊区，用手指沿肾后脂肪囊向上分离，显露肾上极与肝下面的腹膜后间隙直达脓肿将穿刺针沿手指方向刺入脓腔，抽得脓液后用长弯止血钳顺穿刺方向插入脓腔，排出脓液。用手指扩大引流口，吸净脓液，冲洗脓腔后，放置双套管负压吸引。

2.脓腔大网膜填塞术

脓腔大网膜填塞术尤其适用于位置较高，引流效果不佳者；位置较深，不便置管引流者；脓腔较大者，网膜填塞更有利于脓腔的愈合。

脓腔大网膜填塞术具有下列优点：易控制感染，脓液清除彻底。大网膜血运丰富，抗感染与吸收能力强，使脓液或渗液迅速清除；脓腔易于愈合，缩短了疗程。脓腔的愈合主要靠脓液排出及感染控制后腔壁塌陷、肝细胞再生、纤维组织增生。大网膜填充脓腔并与肝组织粘连再血管化，促进了脓腔愈合，缩短了疗程，使治疗程序简化。

3.肝动脉或门静脉插管灌注抗生素

此法适用于位于第二肝门、肝实质深部、病灶呈蜂窝状的肝脓肿或脓肿未液化或多发时。取右肋缘下斜切口进腹，将内径1.5mm硅胶管向近端插入胃网膜右静脉深度5～7cm，并与胃网膜右静脉适当固定，术后持续灌注抗生素（头孢类＋甲硝唑或氨苄西林＋庆大霉素＋甲硝唑）3～5天。

4.腹腔镜直视下脓肿切开置管引流

经腹腔镜肝脓肿引流术由于创伤小、疗效好，故其适应证有扩大趋势。目前，适应证为脓肿较大，位置表浅，不易穿刺者；经保守治疗及穿刺引流后无好转者。对肝脓肿穿破入胸腔、腹腔、胆道，多发散在、位于深部的小脓肿及合并其他严重肝胆疾病者，则不宜施行腹腔镜。

5.肝叶切除术

适用于慢性厚壁脓肿、脓腔难以塌陷者；肝脓肿切开引流术后，留有无效腔和窦道长期不愈、流脓不断者；肝内胆管结石合并肝左外叶内多发脓肿，致使肝组织严重破坏者，肝萎缩失去正常生理功能者；位于肝脏前缘的较大脓肿，随时有可能破溃入腹腔致感染扩散者；并发支气管胆瘘，难以修补者，应手术切除。

应注意多发性细菌性肝脓肿一般不适于手术治疗。

九、护理

肝脓肿除了积极治疗外，早期预防和症状的护理尤为重要。

（一）术前护理

1.护理评估

（1）健康史

询问患者有无手术的经历，手术种类、性质等。询问患者的既往史及评估患者的健康状况，有无疫区接触史，阿米巴痢疾史，细菌性肠炎，体内化脓性病史以及发病的急、缓，病程长短等；有无伴随其他系统疾病，如心血管系统、呼吸系统、生殖泌尿系统、神经系统、血液系统疾病等。评估患者的心理状况。

（2）生理状况

①局部：有无气急、胸痛、剧烈咳嗽、肝区疼痛等主诉。②全身：有无体液失衡及营养不良表现。③辅助检查：主要脏器功能及与手术耐受性相关指标的检查结果，包括三大常规检查（血常规、尿常规、便常规），出、凝血功能，血液生化（肝、肾功能，电解质，血糖检查），肺功能，心电图检查及影像学检查。

（3）心理和社会支持状况：患者对疾病、手术及可能出现的并发症的心理反应程度，对疾病手术方式、术后治疗方法及康复知识的掌握程度，家庭对患者治疗的经济承受能力。

2.护理诊断

（1）体温过高：与感染有关。
（2）疼痛：与肝脓肿致肝包膜张力增加有关。
（3）营养失调：低于机体需要量与发热、恶心、呕吐、食欲不振、感染等有关。
（4）潜在并发症：继发二重感染。

3.护理目标
（1）患者体温逐渐恢复正常。
（2）患者疼痛减轻或缓解。
（3）患者未继发二重感染。
（4）患者营养状况得到改善。

4.护理措施

（1）心理支持：做好患者及家属的解释安慰工作，稳定患者情绪，介绍有关的疾病知识，提高其认识并配合治疗和护理，帮助患者勇敢面对疾病，增强战胜疾病的信心和勇气。

（2）病情观察：密切观察患者生命体征情况和腹部体征，观察有无继发脓毒血症、急性化脓性胆管炎或中毒性休克征象，并积极配合抢救。注意治疗前后对比，动态观察。

（3）营养支持：鼓励患者多进高蛋白、高热量、富含维生素和膳食纤维的食物。保证足够的液体摄入量，必要时经静脉输注血制品或给予肠内、外营养支持。

（4）高热护理：调整室温，使室温维持在18～22℃，湿度为50%～70%，保证室内空气新鲜，定时开窗通风。减少患者衣服，床褥勿盖过多，及时更换汗湿的衣裤和床单位。加强对体温的动态观察。物理降温体温在39℃以上，应使用酒精擦浴或温水擦浴。遵医嘱使用解热镇痛药，如复方氨基比林、双氯酚酸钠栓等。根据患者情况补充水分，以防脱水。⑦遵医嘱使用有效抗生素，注意观察药物副作用，长期使用抗生素的患者，应警惕继发二重感染。⑧做好口腔及皮肤护理。

（5）疼痛护理

①提供增进患者舒适的方法：减少环境中会对患者造成压力的因素；

②安排舒适的体位；对待患者耐心温和，动作轻柔；教会患者做肌肉松弛运动；转移患者注意力，降低患者对疼痛的感受，如聊天、阅读书报、手工艺等；

③遵医嘱使用镇痛剂，观察用药后效果及副作用等。

（二）术后护理

1.护理评估

（1）手术情况：麻醉方式、手术名称、术中情况、引流管位置及数量。

（2）身体状况：麻醉恢复情况，手术后生命体征恢复情况，引流管是否通畅，引流液量、色、性状，全身营养状况改善程度，切口情况等；身体各器官功能，如术后肝功能状况，有无肝昏迷、肝功能衰竭等并发症。

（3）心理和认知状况：患者及家属对肝脓肿手术前、后健康教育内容的掌握程度和出院前的心理状况。

2.护理诊断

（1）疼痛：与手术创伤有关。

（2）营养失调：低于机体需要量与发热、手术创伤有关。

（3）潜在并发症：出血、感染等。

3.护理目标

（1）疼痛减轻。

（2）营养状况得到改善。

（3）并发症得到及时发现和处理或无并发症发生。

4.护理措施

（1）病情观察

①生命体征：密切观察生命体征变化，30～60min测量血压、脉搏、呼吸一次。病情稳定后，改为1～2h一次，并做好记录。

②观察有无出血：观察患者有无脉搏增快、细速及血压下降、脉压变小等休克征象；观察伤口敷料有无渗血；术后引流管中血性液体超过100mL/h，且持续数小时，应高度警惕有无内出血的可能。发现异常，及时通知医师并配合处理。

（2）保持呼吸道通畅：肝细胞对缺氧非常敏感，肝叶切除术后应给氧3天，及时清除呼吸道分泌物，必要时行雾化吸入，有利于痰液的稀释及排除，术后早期不宜用力咳嗽，以免引起肝断面出血。

（3）体位与活动：术后绝对卧床休息，定时翻身，动作轻柔。肝叶切除术后为防止肝断面出血，不宜早期活动。

（4）饮食：术后禁食，根据医嘱合理补充水、电解质和维生素。肠蠕动恢复后，先进流质饮食，观察有无恶心、呕吐、腹痛、腹胀等不适，如无不适，逐渐过渡至普食，鼓励患者进富含蛋白、热量、维生素和膳食纤维的食物。禁食期间做好口腔护理。

（5）疼痛护理

①解释切口疼痛原因，安慰患者不要紧张。

②指导患者翻身、深呼吸或咳嗽前用手按压切口部位，减少因切口张力增加或震动引起的疼痛。

③分散注意力，减轻疼痛，如听音乐、聊天等。

④遵医嘱使用镇痛药物。

（6）引流管护理

①解释引流管的意义，使患者了解引流管的重要性，自觉保护引流管。

②妥善固定引流管，长短适宜，保持通畅。避免扭曲、受压、脱出。

③观察引流物量、颜色、性状，并做好记录。

④每天更换引流袋一次。

⑤阿米巴肝脓肿为防止继发二重感染，宜采用闭式引流。

（7）预防感染

①保持床单清洁、平整、干燥。

②保持伤口敷料清洁、干燥、无污染。发现渗血、渗液时，及时更换。

③监测体温及血常规情况。

④严格执行无菌操作技术，防止交叉感染。

⑤遵医嘱使用有效抗生素，观察药物不良反应。

⑥改善患者营养状况，提高机体抵抗力。

第三节　肝包虫病

一、概述

肝包虫病是由棘球蚴绦虫（犬绦虫）的蚴虫（棘球蚴）侵入肝脏而引起的寄生虫性囊性病变，为牧区常见的人畜共患的寄生虫病，分为单房性包虫病（包虫囊肿）和泡状棘球蚴病（滤泡型肝包虫病）两类。前者多见，分布广泛，多见于我国西北和西南牧区。本病可发生于任何年龄和性别，但以学龄前儿童最易感染。当人食用被虫卵污染的水或食物，即被感染。棘球蚴可在人体各器官生长，但以肝脏受累最为常见，约占70%，其次为肺（约20%）。

二、病因及流行病学

包虫病是一种人畜共患病，在我国西部牧区及相邻地区流行，且历史悠久，因为发病缓慢，常常得不到重视和及时治疗，严重威胁人民健康，在中国五大牧区之一的新疆，包虫病分布全区。人群包虫病患病率为0.6%～5.2%。在北疆地区绵羊包虫的平均感染率为50%，个别地区成年绵羊包虫感染率几乎达到100%；南疆地区绵羊平均感染率为30%；全疆牛包虫感染率40%，骆驼感染率60%，猪感染率30%，犬的感染率平均为30%。有关部门1987年在北疆某地一个乡调查7～14岁中小学生319名，包虫病患病率0.94%，1999年同地调查404名同龄学生，患病率上升到2%。甘肃省畜间包虫在高发区牛、羊的平均感染率达到70%～80%，个别乡镇牲畜感染率高达100%；感染率在20%以上的县占全省总县数的32.55%；家犬感染率为36.84%，而60年代家犬包虫感染率为10.11%。青海省和西藏的高原牧区畜间包虫感染率同样呈高发水平。本病可发生于任何年龄及性别，但最常见的为20～40岁的青壮年，男女发病率差异不大。

三、病理及病理生理学

棘球蚴绦虫（犬绦虫）最主要的终宿主是犬，中间宿主主要为羊、牛、马，人也可以作为中间宿主。成虫寄生于犬的小肠上段，以头节上的吸盘和小钩固着小肠黏膜上，孕节或虫卵随粪便排出，污染周围环境，如牧场、畜舍、土壤、蔬菜、水源及动物皮毛等，孕节或虫卵被人或多种食草类家畜等中间宿主吞食后，在小肠中卵内六钩蚴孵出，钻入肠壁血管，随血循环至肝、肺等器官，经5个月左右逐渐发育为棘球蚴。棘球蚴生长缓慢，需5～10年才达到较大程度。棘球蚴的大小和发育程度不同，囊内原头蚴的数量也不等，可由数千至数万，甚至数百万个。原头蚴在中间宿主体内弥散会形成新的棘球蚴，进入终宿主体内则可发育为成虫。

六钩蚴在其运行中可引起一过性的炎性改变，其主要危害是形成包虫囊，包虫囊最常定位于肝。其生长缓慢，五到数十年可达到巨大。包虫囊周围有类上皮细胞、异物巨细胞、嗜酸粒细胞浸润及成纤维细胞增生，最终形成纤维性包膜（外囊）。包虫囊囊壁分为两层，内层为生发层，有单层或多层的生发细胞构成，有很强的繁殖能力。生成层细胞增生，形成无数的小突起，为生发囊，其内含有头节。生发囊脱落于囊中称为子囊。包虫囊壁的外层为角质层，呈白色半透明状，如粉皮，具有吸收营养及保护生发层的作用，镜下红染平行的板层状结构，包虫囊内含无色或微黄色体液，液量可达数千毫升，甚至20000ml。囊液中的蛋白质含有抗原体。囊壁破裂后可引起局部过敏反应，严重者可发生过敏性休克。包虫囊肿由于退化、感染等，囊可以逐渐吸收变为胶冻样，囊壁可发生钙化。

泡状棘球蚴病较少见，主要侵犯肝脏。其虫体较短，泡状蚴不形成大囊泡，而成海绵状，囊周不形成纤维包膜，与周围组织分界不清，囊泡内为豆腐渣样蚴体碎屑和小泡，囊泡间的肝组织常发生凝固性坏死，病变周围肝组织常有肝细胞萎缩、变性、坏死及淤胆现象。最终可致肝硬化、门静脉高压和肝功能衰竭。

四、临床表现

（一）症状

患者常有多年病史，就诊年龄以20～40岁居多。早期症状不明显，可仅仅表现为肝区及上腹部不适，或因偶尔发现上腹部肿块始引起注意，较难与其他消化系统疾病相鉴别。随着肿块增大压迫胃肠道时，可出现上腹部肿块、肝区的轻微疼痛、坠胀感、上腹部饱胀及食欲减退、恶心、呕吐等症状；当肝包虫囊肿压迫胆管时，出现胆囊炎、胆管炎及阻塞性黄疸等；压迫门静脉可有脾大、腹腔积液。出现毒性和过敏反应时表现为消瘦、体重下降、皮肤瘙痒、荨麻疹、血管神经性水肿等，甚至过敏性休克。

肝包虫病主要的并发症有二：一是囊肿破裂；二是继发细菌感染。包虫囊肿可因外伤或误行局部穿刺而破入腹腔，突然发生腹部剧烈疼痛、腹部肿块骤然缩小或消失，伴有皮肤瘙痒、荨麻疹、胸闷、恶心、腹泻等过敏反应，严重时发生休克。溢入腹腔内的生发层、头节、子囊经数月后，又逐渐发育成多发性包虫囊肿。若囊肿破入肝内胆管，由于破碎囊膜或子囊阻塞胆道，合并感染，可反复出现寒热、黄疸和右上腹绞痛等症状。有时粪便内可找到染黄的囊膜和子囊。继发细菌感染时，主要为细菌性肝脓肿的症状，表现为起病急、寒战、高热、肝区疼痛等。但因有厚韧的外囊，故全身中毒症状一般较轻。囊肿可破入胸腔，表现为脓胸，比较少见。

（二）体征

早期体征较少。肝包虫囊肿体积增大，腹部检查可见到右肋缘稍膨隆或上腹部有局限性隆起。囊肿位于肝上部，可将肝向下推移，可触及肝脏；囊肿如在肝下缘，则可扪及与肝相连的肿块，肿块呈圆形，表面光滑，边界清楚，质坚韧，有弹性感，随呼吸上下移动，一般无压痛。叩之震颤即包虫囊肿震颤征；囊肿压迫胆道或胆道内种植时，可出现黄疸；囊肿压迫门静脉和下腔静脉，可出现腹腔积液、脾肿大和下肢水肿等。囊肿破裂入腹腔，则有腹膜炎的体征。

五、辅助检查

（一）实验室检查

1.嗜酸粒细胞计数

升高，通常为4%～12%。囊肿破裂尤其是破入腹腔者，嗜酸粒细胞显著升高，有时可达30%以上。

2.包虫囊液皮内实验（Casoni试验）

是用手术中获得的透明的包虫囊液，滤去头节，高压灭菌后作为抗原，一般用1:（10～100）等渗氯化钠稀释液0.2ml做皮内注射，形成直径为0.3～0.5cm的皮丘，15min后观察结果。皮丘扩大或周围红晕直径超过2cm者为阳性。如在注射6～24h后出现阳性反应者为延迟反应，仍有诊断价值，阳性者提示该患者感染包虫。本试验阳性率可达90%～93%，泡状棘球蚴病阳性率更高。囊肿破裂或并发感染时阳性率增高；包囊坏死或外囊钙化可转为阴性；手术摘除包囊后阳性反应仍保持2年左右。肝癌、卵巢癌及结核包块等可有假阳性。

3.补体结合试验

阳性率为80%～90%，若棘球蚴已死或包虫囊肿破裂，则此试验不可靠。但此法有助于判断疗效。切除囊肿2～6个月后，此试验转为阴性。如手术一年后补体结合试验仍呈阳性，提示体内仍有包虫囊肿残留。

4.间接血凝法试验

特异性较高，罕见假阳性反应，阳性率为81%，摘除包囊1年以上，常转为阴性。可借此判定手术效果及有无复发。

5.ABC-ELISA法

即亲和素-生物素-酶复合物酶联免疫吸附试验，特异性和敏感性均较好。

6.Dot-ELISA法

操作简单，观察容易，适合基层使用。

（二）影像学检查

1.X线检查

可显示为圆形、密度均匀、边缘整齐的阴影，或有弧形钙化囊壁影。肝顶部囊肿可见到横膈抬高，动度受限，亦可有局限性隆起，肝影增大。位于肝前下部的囊肿，胃肠道钡餐检查可显示胃肠道受压移位。

2.B超

表现为液性暗区，边缘光滑，界限清晰，外囊壁肥厚钙化时呈弧形强回声并伴有声影有时暗区内可见漂浮光点反射。超声波检查可清楚地显示并确定囊肿的部位、大小及其与周围组织的关系，有时可发现子囊的反射波。对肝包虫病有重要的诊断意义，也是肝包虫囊肿的定位诊断方法。对肝泡状棘球蚴病需要结合病史及Casoni试验进行诊断。

3.CT

可明确显示囊肿大小、位置及周围器官有无受压等。

六、诊断

本病主要依据疫区或动物接触史及临床表现做出诊断，棘球蚴对人体的危害以机械损害为主。由于其不断生长，压迫周围组织器官，引起细胞萎缩、死亡。同时，因棘球蚴液溢出或渗出，可引起过敏性反应。症状重、体征少是其主要特点。

凡有牧区居住或与狗、羊等动物接触史者，上腹部出现缓慢生长的肿瘤而全身情况良好的患者，应考虑本病的可能性。凡是怀疑有肝包虫病的患者，严禁行肝穿刺，因囊中内压升高，穿刺容易造成破裂和囊液外溢，导致严重的并发症。

诊断需注意以下几点：

（一）病史及体征

早期临床表现不明显，往往不易发觉。在询问病史时应了解患者居住地区，是否有与狗、羊等接触史，除以上临床症状，体征外，需进行以下检查。

（二）X线检查

肝顶部囊肿可见到横膈升高，动度受限，亦可有局限性隆起，肝影增大。有时可显示圆形，密度均匀，边缘整齐的阴影，或有弧形囊壁钙化影。

（三）包虫皮内试验

试验为肝包虫的特异性试验，阳性率达90%～95%，有重要的诊断价值。肝癌、卵巢癌及结核包块等曾见有假阳性。

（四）超声波检查

能显示囊肿的大小和所在的部位，有时可发现子囊的反射波。

（五）同位素肝扫描

可显示轮廓清晰的占位性病变。

七、鉴别诊断

肝包虫囊肿诊断确定后，应同时检查其他部位尤其是肺有无包虫囊肿的存在。本病主要与以下疾病鉴别：

（一）肝脓肿

细菌性肝脓肿常继发于胆道感染或其他化脓性疾病，多起病急骤，全身中毒症状重，寒战'高热，白细胞明显升高，血细菌培养可阳性。阿米巴肝脓肿多继发于阿米巴痢疾后，起病较慢，全身中毒轻，常有不规则发热及盗汗，如无继发感染，血培养阴性，而脓液为特征性的棕褐色，无臭味，镜检可找到阿米巴滋养体。

（二）原发性肝癌

早期可仅有乏力、腹胀及食欲减退，难以鉴别，但进行性消瘦为其特点之一，同时常有肝区持续性钝痛、刺痛或胀痛。追问既往病史很重要，肝包虫病常有流行区居住史。血清甲胎蛋白（AFP）测定有助于诊断。

（三）肝海绵状血管瘤

瘤体较小时可无任何症状，增大后常表现为肝肿大压迫邻近器官，引起上腹部不适、腹痛及腹胀等，多无发热及全身症状。通过B超、肝动脉造影、CT、MRI或放射性核素肝血池扫描等检查，不难诊断。

（四）非寄生虫性肝囊肿

有先天性、创伤性、炎症性及肿瘤性之分。以先天性多见，多发者又称多囊肝。早期无症状，囊肿增大到一定程度，可产生压迫症状。B超可作为首选的诊断及鉴别方法。

八、治疗

肝包虫病的治疗目前仍以外科手术为主，对不适合手术者，可行药物治疗。

（一）非手术治疗

（1）应用指征：早期较小、不能外科手术治疗或术后复发经多次手术不能根治的棘球蚴，也可作为防止弥散于手术前应用。

（2）药物选择及方法：可试用阿苯达唑（400～600mg/次，每日3次，21～30天为一疗程）；或甲苯达唑，常用剂量200～400mg/d，21～30天为一个疗程，持续8周，此药能通过弥散作用透入包虫囊膜，对棘球蚴的生发细胞、育囊和头节有杀灭作用，长期服药可使包虫囊肿缩小或消失，囊肿萎陷和完全钙化率80%。新的苯丙咪唑药物丙硫哒唑更容易被胃肠道吸收，对细粒棘球蚴合并感染的病例更有效。常用剂量200～400mg/d，共6周。也可选用吡喹酮等药物治疗。

（3）世界卫生组织（WHO）推荐PAIR疗法，即在超声波引导下穿刺-抽吸-灌洗-再抽吸方法，疗效显著。

（一）手术治疗

手术治疗是肝包虫囊肿主要的治疗方法，可根据囊肿有无并发症而采用不同的手术方法。为了预防一旦在术中发生囊肿破裂，囊液溢入腹腔引起过敏性休克，可在术前静脉滴注氢化可的松100mg。

1.手术原则

彻底清除内囊，防止囊液外溢，消除外囊残腔和预防感染。

2.手术方法

（1）单纯内囊摘除术

①适应证：适用于无并发症（即囊肿感染和囊肿破裂）者。

②手术要点：显露包虫囊肿后，用碘伏纱布或厚纱布垫将手术区与切口和周围器官隔离，以免囊内容物污染腹腔导致过敏性休克。用粗针头穿刺囊肿抽尽囊液，在无胆瘘的情况下，向囊内注入30%氯化钠溶液或10%的甲醛溶液，保留5min，以杀死头节，如此反复2～3次，抽空囊内液体（注：上述溶液也可用碘伏溶液代替）。如囊内液体黏稠，可用刮匙刮除。然后切开外囊壁，取尽内囊，并用浸有30%氯化钠溶液或10%甲醛溶液的纱布擦抹外囊壁，以破坏可能残留的生发层、子囊和头节，再以等渗盐水冲洗干净。最后将外囊壁内翻缝合。如囊腔较大，不易塌陷，可将大网膜填入以消灭囊腔。

（2）内囊摘除加引流术

①适应证：包虫囊肿合并感染或发生胆瘘。

②手术要点：在内囊摘除的基础上，在腔内置多孔或双套管负压吸引引流。如感染严重，残腔大，引流量多，外囊壁厚而不易塌陷时，可在彻底清除内囊及内容物后，行外囊与空肠侧"Y"形吻合建立内引流。

③注意事项：引流的同时应用敏感抗生素；当引流量减少、囊腔基本消失后开始拔管。

（3）肝切除术

①适应证：单发囊肿体积巨大、囊壁坚厚或钙化不易塌陷，局限于半肝内，而且患侧肝组织已萎缩；限于肝的一叶、半肝内的多发性囊肿和肝泡状棘球蚴病者；引流后囊腔经

久不愈，遗留瘘管；囊肿感染后形成厚壁的慢性囊肿。

2）手术方法：根据囊腔的位置和大小，可考虑做肝部分切除或肝叶切除。

（4）囊肿并发破裂后的处理：囊肿破裂后所产生的各种并发症或同时伴有门静脉高压者，也称为复杂性囊肿。此时处理原则是首先治疗并发症，应尽量吸除腹腔内的囊液和囊内容物，并放置橡胶管引流盆腔数日。然后，根据病情针对肝包虫囊肿进行根治性手术。对囊肿破入胆管内伴有胆道梗阻的患者，应切开胆总管，清除包虫囊内容物，并做胆总管引流。术中应同时探查并处理肝包虫囊肿。

3.术后并发症及处理

（1）胆瘘：囊液呈黄色者表示存在胆瘘，应将其缝合，并在缝合外囊壁残腔的同时，在腔内置多孔或双套管引流。

（2）继发性棘球蚴病：多由手术残留所致，可再次手术或改用药物治疗。

（3）遗留长期不愈的窦道：可行窦道造影，了解窦道的形态、走向及与病灶的关系，行肝部分切除或肝叶切除。

九、护理

（一）术前心理护理

由于多数患者并无临床症状或症状轻微而无意中发现肝脏包虫，一时难以接受，多数产生失落感及悲观疑惑心理，严重者不配合治疗及护理。护理人员应在患者入院后给予积极的心理疏通，耐心讲解本病产生的原因及发病机制。告知只要积极配合治疗可痊愈。术前应配合医生详细告知患者手术所采用方法和目的，并告知患者及其家属肝脏再生能力很强，切除部分肝脏是为了"根治性切除肝包虫"使患者保持良好的心理状态和自我调节能力。

（二）术前准备

自入院后给予高蛋白、高热量、高维生素饮食，增加肝脏耐受手术打击的能力。手术前一晚嘱患者洗澡保持皮肤洁净，并于术前一晚清洁灌肠，术前8～12h禁食、4～6h禁水，术晨留置胃管、尿管。对于较大的包虫囊肿，在剧烈运动下有破裂的可能。因此，术前应告知患者避免挤压及剧烈运动。

（三）术中护理

术中预防性应用氢化可的松100mg，以防因囊肿破裂等原因引起过敏性休克。一旦出现过敏性休克征兆，应立即通过术前建立好的静脉通道升压、扩容、抗过敏等治疗，同时快速清除过敏源。为避免对二次感染，术中应严格执行无菌操作，把好无菌关。

（四）术后护理

1.术后基础护理

术后6～8h内去枕平卧，8～12h后取半卧位，同时鼓励患者做深呼吸运动，不仅有利于呼吸及腹部引流，还可有效防止坠积性肺炎的发生。原则上术后12～24h鼓励患者下床活动，早期适量运动可促进肠管蠕动，促进肛门排气、减轻腹胀，不仅可防止术后肠粘连及梗阻发生，还可预防下肢静脉血栓形成，但在实际临床工作中，由于患者手术伤口在术后24～48h多为疼痛最剧烈的时期。因此对疼痛剧烈难忍，尤其是对疼痛敏感者，可适量给予止痛药物等，对能够下床活动者应注意伤口保护，可在给予束缚带的同时由家人或医护人员协助下床活动，避免伤口崩裂，给患者造成二次伤害。术后常规应用多功能生命体征监测仪密切监测患者生命体征变化。保持手术切口区域清洁干燥，观察并记录切口渗液等情况，同时需记录渗出物的性质和量，记录者在记录上述情况后应准确标注记录/观察的时间，以便医生及时了解患者术后伤口情况。

2.术后引流导管的护理

由于包虫病外科术后均需置引流管，因此导管护理的优劣对整个治疗效果起重要作用。

（1）必须保持引流管通畅，定时观察、记录引流液的量和性状。

（2）妥善固定引流管，防止引流管扭曲、脱落。

（3）常规于置管24h后更换敷贴，严密观察切口区域有无异常变化。

（4）引流管一般需在3～5天内拔除，残腔引流管的放置不能超过12天，否则感染在所难免。引流管拔除指征为引流液清亮且引流量每天少于10mL。

第七章　胃十二指肠疾病患者的护理

第一节　胃十二指肠溃疡

胃十二指肠黏膜的局限性圆形或椭圆形的全层黏膜缺损，称之为胃十二指肠溃疡，近20年来对该病的治疗已发生根本性改变。由于强力胃酸分泌抑制药——质子泵抑制药的出现，对幽门螺杆菌（Hp）在胃十二指肠溃疡致病机制中作用的认识，以及内镜技术的发展等原因，内科治疗的效果大为改观，需要手术处理者减少，基本仅限于并发症的处理，即溃疡穿孔、出血及幽门梗阻；或一些特殊情况如胰源性溃疡、胃溃疡发生恶变等。以往所谓的"难治性"溃疡、巨大溃疡（≧2cm）等作为外科适应证的病例已经越来越少。胃大部切除、各种形式的迷走神经切断术治疗胃十二指肠溃疡也已很少采用，而代之以更加微创、保守而合理的手术方式。

一、病因病理

（一）胃酸

胃酸分泌异常与胃十二指肠溃疡发病关系密切。1910年，Shmart提出"无酸无溃疡"的观点，十二指肠溃疡患者的基础和餐后胃酸分泌均高于正常人。胃液酸度过高、胃蛋白酶原激活、黏膜产生自体消化是胃十二指肠溃疡的主要发病机制。

胃酸分泌受迷走神经和促胃液素的调控，即所谓的神经性胃酸分泌和体液性胃酸分泌。

1.神经性胃酸分泌

迷走神经兴奋时通过两种机制刺激胃酸分泌，一是通过释放乙酰胆碱直接刺激胃壁细胞，二是作用于胃窦部黏膜促其释放促胃液素。所以切除胃窦部不仅可以消除体液性胃酸分泌，也可以降低部分神经性胃酸分泌。对视觉、嗅觉和味觉的刺激、胃的膨胀以及血糖降低到2.8mmol/L等都可刺激迷走神经中枢兴奋，引起胃酸分泌的增加。

2.体液性胃酸分泌

进食后胃窦部黏膜受食物刺激产生促胃液素，促胃液素经血液循环作用于胃壁细胞并促其分泌胃酸。促胃液素的分泌和释放受胃液酸度的调节，pH降低到3.5以下时，促胃液素分泌释放减少；pH达到1.5以下时，则完全不释放。食物进入空肠上段后也可促其释放肠促胃液素刺激胃酸分泌，但这种作用较小。

胃蛋白酶是胃液中的主要作用酶。当胃液pH > 4.5时，胃蛋白酶处于非激活状态，而当胃液pH达到1.5～2.5时，胃蛋白酶消化蛋白质作用最强。

（二）胃黏膜屏障

由胃黏液和黏膜柱状上皮细胞的紧密连接构成。胃黏液除具有润滑作用外，还有中和、缓冲胃酸的作用。胃的黏膜上皮细胞能够阻止Na^+从黏膜细胞内扩散入胃腔以及胃腔内的H^+逆流入黏膜细胞内。非甾体性抗炎药、肾上腺皮质类固醇激素、胆汁酸盐、酒精类均可破坏胃黏膜屏障，造成H^+逆流入黏膜细胞，引起胃黏膜水肿、出血、糜烂，甚至溃疡。机械性损伤、缺血性病变、营养不良等因素都可减弱胃黏膜的屏障功能。

（三）幽门螺杆菌

Hp与胃十二指肠溃疡形成之间的关系已得到公认。在我国胃十二指肠溃疡患者的检出率分别为70%和90%。Hp属于革兰氏阴性杆菌，呈弧形或SB。可产生多种酶类，重要的有尿素酶、过氧化氢酶、磷脂酶和蛋白酶。Hp菌株还能产生细胞空泡毒素和毒素相关蛋白，可能参与损伤胃十二指肠黏膜和黏膜屏障，导致H+内渗，影响碳酸氢盐、促胃液素及胃酸分泌，改变胃血流等。HP被清除后，胃炎和胃十二指肠溃疡易被治愈且复发率低，也能降低胃十二指肠溃疡大出血患者的再出血率。

二、十二指肠溃疡的外科治疗

（一）发病机制

迷走神经张力过高引起胃酸分泌增多是十二指肠溃疡形成的主要原因。十二指肠溃疡患者基础与最大胃酸分泌分别是正常人的2.2和1.6倍，造成胃酸分泌过多的主要原因有：迷走神经过度兴奋、壁细胞较正常人多，以及胃排空过快致酸性胃液损伤了十二指肠球部黏膜。临床治疗消化性溃疡的手术均以减少胃酸分泌为主要目的。

Hp感染与十二指肠溃疡的形成相关。

（二）临床表现

十二指肠溃疡为我国常见疾病，见于任何年龄，但多见于中青年男性。临床表现为上腹部或剑突下烧灼样或钝性，痛多在进食后3～4h发作。饥饿痛和夜间痛与基础胃酸分泌量过高有关。服用抗酸药物或进食能使疼痛停止或缓解。体检可有右上腹压痛。十二指肠溃疡为慢性过程，呈反复发作，病史可达几年甚至十几年。腹痛有周期性发作的特点，好发季节为秋冬季，可因不良情绪或解热镇痛药等诱发。

（三）辅助检查

X线钡剂和纤维胃镜检查可帮助确诊。

1.龛影

龛影为诊断十二指肠球溃疡的直接征象，多见于球部偏基底部。正位，龛影呈圆形或椭圆形，加压时周围有整齐的环状透亮带，称"日晕征"。切线位，龛影为突出球内壁轮廓外的乳头状影。

2."激惹征"

钡剂于壶腹部不能停留，迅速排空，称为"激惹征"。

3.十二指肠球畸形

为十二指肠球溃疡常见的重要征象。表现为球一侧出现指状切迹，后者不恒定，随蠕动而变浅、消，外形呈山字形、花瓣形及小球状等畸形。

4.假性憩室

其形态大小可改变，尚可见黏膜皱襞进入憩室内，而龛影形态不变。

5.黏膜皱襞改变

黏膜皱襞增粗、平坦或模糊，可呈放射状纠集到龛影边缘。

6.球后溃疡

球后溃疡较常见，大小不一，多位于肠腔内侧，外侧壁常有痉挛收缩或瘢痕形成，使管腔狭，呈偏心性。凡十二指肠降段上部发现痉挛收缩，应考虑球后溃疡的可能。

（四）治疗

随着消化性溃疡与Hp感染有关的发展，大多数十二指肠溃疡患者得到了有效的内科治疗，只有在十二指肠溃疡并发各种严重并发症，如急性穿孔、急性大出血和瘢痕性幽门梗阻时才选择手术治疗。经内科治疗无效的十二指肠溃，顽固性溃疡，可根据病情行壁细胞迷走神经切断术。但外科治疗越来越少。

三、胃溃疡的外科治疗

（一）发病机制

胃溃疡的患者胃酸常正常或低于正常，胃黏膜屏障功能减弱、H^+逆向扩散或胃潴留则是胃溃疡形成的主要原因。

1.胃潴留

胃内容物的滞留刺激胃窦黏膜分泌促胃液，胃内的低酸环境减弱了对胃窦黏膜分泌促胃液素的抑制作，胃溃疡患者血促胃液素水平较正常人增高，刺激了胃酸的分泌。临床上复合性溃疡的患者95%左右是先有十二指肠溃疡，幽门痉挛或球部狭窄致胃潴留时，胃溃疡就易于发生。

2.十二指肠液反流

反流液中的胆汁、胰液等既能直接损伤胃黏膜细胞，又能破坏胃黏膜屏障功能，促进H^+的逆向扩散，导致黏膜出血、糜烂与溃疡形成。临床上发现胃溃疡多合并胃窦炎，且越靠近幽门，炎症越重，也说明胃溃疡的发生与十二指肠液反流有关。

3.壁细胞功能异常

分泌的胃酸直接排入黏膜内，造成了胃黏膜的损伤。

Hp感染与胃溃疡的形成有一定的关系。

（二）分型

虽然胃溃疡可以发生在胃的任何部位，但大部分在小弯切迹处。约60%的为Ⅰ型溃疡，与过多的胃酸分泌无关，相反可能是低胃酸状态。大部分位于胃体与胃窦黏膜过渡区的1.5cm范围之内，与十二指肠、幽门等黏膜异常无关。Ⅱ型胃溃疡（15%）是指溃疡位于胃体和十二指肠溃疡，与高胃酸有关。Ⅲ型溃疡位于幽门前，占20%，与高胃酸有关。Ⅳ型溃疡是高位近贲门溃疡，小于10%，与高胃酸无关。另外，有一些大弯溃疡，但是发生率小于5%。

（三）临床表现

胃溃疡发病年龄一般较十二指肠溃疡发病年龄高，在50岁左右，男性多见。胃溃疡腹痛没有十二指肠溃疡腹痛那样有规律。腹痛多发生在餐后0.5～1h，持续1～2h。进食不能缓解疼痛，甚至加剧疼痛。压痛点多在剑突与脐之间的正中线或略偏左。抑酸药物疗效欠佳，不如十二指肠溃疡好，治疗后易复发，原因可能与发病机制不同有关。

胃溃疡常易引起大出血、急性穿孔等并发症。胃溃疡约有5%癌变，因此对于年龄较大、典型症状消失，呈不规则持续腹痛或症状日益加，体重减轻、消瘦乏力、贫血等表现的患者，应引起注意。

（四）辅助检查

X线钡剂和纤维胃镜检查确诊。胃溃疡可见于胃的任何部位，但以胃窦部最为多见，约占90%，大多数胃溃疡位于胃体与胃窦交界处胃窦一侧的小弯侧和近幽门前方。较少见的有高位溃疡、后壁溃疡和复合性溃疡。

1.龛影为溃疡病的直接征象

切线位，龛影凸出于胃内壁轮廓之处，呈乳头状或半圆形；正位，龛影为圆形或椭圆形，其边缘光滑整齐。

2.龛影周围黏膜纹

切线位，龛影与胃交界处显示1～2mm的透明细线影，见于龛影的上缘或下缘，或龛影的整个边缘。

3.狭颈征

切线位，龛影口部与胃腔交界处有0.5～1cm一段狭于龛影的口径，称为狭颈征。

4.项圈征

在龛影口部有一边缘光滑细线状密度减低区，如颈部戴的项圈称"项圈征"。

5.龛影周围的"日晕征"

正位，龛影周围有宽窄不一致的透亮带，边缘光滑，称"日晕征"。

6.以龛影为中心的黏膜皱襞纠集

呈放射状分布，其外围逐渐变细消失，为慢性溃疡的另一征象。

7.溃疡病的其他X线征象

（1）胃大弯侧指状切迹。

（2）胃小弯侧缩短。

（3）胃角切迹增宽。

（4）幽门管狭窄性梗阻，胃内滞留液体。

（五）治疗

胃溃疡外科手术绝对适应证有：急性穿孔，形成弥漫性腹膜炎者；急性大出血，或反复呕血，有生命危险者；并发幽门梗阻，严重影响进食及营养者；有恶变的可疑者。手术相对适应证：经内科系统治疗3个月以上仍不愈合者；经X线钡剂或胃镜检查证实溃疡直径超过2.5cm或高位溃疡者；曾并发过急性穿孔、急性大出血或溃疡已穿透至胃壁外者。

胃溃疡常用的手术方式是远端胃大部切除术，胃肠道重建以胃十二指肠吻合（比尔罗特Ⅰ式吻合术）为宜。Ⅰ型胃溃疡通常采用远端胃大部切除术，胃的切除范围在50%左右，行胃十二指肠吻合；Ⅱ、Ⅲ型胃溃疡宜采用远端胃大部切除加迷走神经干切断术，比尔罗特Ⅱ式吻合术吻合，如十二指肠炎症明显或是有严重瘢痕形成，则可行比尔罗特Ⅱ式吻合术胃空肠吻合；Ⅳ型，即高位小弯溃疡处理困难。根据溃疡所在部位的不同，可采用切除溃疡的远端胃大部切除术，可行比尔罗特Ⅱ式吻合术胃空肠吻合，为防止反流性食管炎也可行鲁氏Y形胃空肠吻合。溃疡位置过高可以采用旷置溃疡的远端胃大部切除术或近端胃大部切除术治疗。术前或术中应对溃疡做多处活检，以排除恶性溃疡的可能。对溃疡恶变病例，应行胃癌根治术。

四、胃十二指肠溃疡急性穿孔

急性穿孔是胃十二指肠溃疡的严重并发症，是外科常见的急腹症之一。起病急、病情重、变化快是其特点，常需紧急处理，若诊治不当，可危及患者生命。

（一）病因及发病机制

胃十二指肠溃疡穿孔发生在慢性溃疡的基础上，患者有长期溃疡病史，但在少数情况下，急性溃疡也可以发生穿孔。下列因素可促进穿孔的发生：

（1）精神过度紧张或劳累，增加迷走神经兴奋程度，溃疡加重而穿孔。

（2）饮食过量，胃内压力增加，使溃疡穿孔。

（3）应用非类固醇抗炎药（NSAIDs）和十二指肠溃疡、胃溃疡的穿孔密切相关，在研究显示，治疗患者时应用这类药物是主要的促进因素。

（4）免疫抑制，尤其在器官移植患者中应用激素治疗。

（5）其他因素包括患者年龄增加、慢性阻塞性肺疾病、创伤、大面积烧伤和多器官功能障碍。

（二）临床表现

1.症状

患者以往多有溃疡病症状或肯定溃疡病史，而且近期常有溃疡病活动的症状。可在饮食不当后或在清晨空腹时发作。典型的溃疡急性穿孔表现为骤发腹痛，十分剧烈，如刀割或烧灼样，为持续性，但也可有阵发加重。由于腹痛发作突然而猛烈，患者甚至有一时性昏厥感。疼痛初起部位多在上腹或心窝部，迅即延及全腹面，以上腹为重。由于腹后壁及膈肌腹膜受到刺激，有时可引起肩部或肩胛部牵涉性疼，有恶心感及反射性呕吐，但一般不重。

2.体征

患者仰卧拒动，急性痛苦病，于腹痛严重而致面色苍白、四肢凉、出冷汗、脉率快、呼吸浅。腹式呼吸因腹肌紧张而消失。在发病初期，血压仍正常，腹部有明显腹膜炎体，腹压痛明显，上腹更重，腹肌高度强直，即所谓板样强直。肠鸣音消失，如腹腔内有较多游离气体，则叩诊时肝浊音界不清楚或消失。随着腹腔内细菌感染的发，者的体温、脉搏、血压、血常规等周身感染中毒症状以及肠麻痹、腹胀、腹腔积液等腹膜炎症也越来越重。

溃疡穿孔后，临床表现的轻重与漏出至游离腹腔内的胃肠内容物的量有直接关系，亦即与穿孔的大小，穿孔时胃内容物的多少（空腹或饱餐后），以及孔洞是否很快被邻近器官或组织粘连堵塞等因素有关。穿孔小或漏出的胃肠内容物少或孔洞很快即被堵塞，则漏出的胃肠液可限于上腹，或顺小肠系膜根部及升结肠旁沟流至右下腹，腹痛程度可以较轻，腹膜刺激征也限于上腹及右侧腹部。

（三）辅助检查

如考虑为穿孔，应做必要的实验室检查，检查项目包括血常规、血清电解质和淀粉酶，穿孔时间较长的需检查肾功能、血清肌酐、肺功能并进行动脉血气分析、监测酸碱平衡。常见白细胞升高及核左移，但在免疫抑制和老年患者中有时没有。血清淀粉酶一般是正常的，但有时升高，通常小于正常的3倍。肝功能一般是正常的。除非就诊延迟，血清电解质和肾功能是正常的。

胸部X线片和立位及卧位腹部X线片是必需的。约70%的患者有腹腔游离气体，因此无游离气体的不能排除穿孔。当疑为穿孔但无气腹者，可做水溶性造影剂上消化道造影检查，确立诊断腹膜炎体征者，这种X线造影是不需要的。

诊断性腹腔穿刺对部分患者是有意义的，若抽出液中含有胆汁或食物残渣常提示有消化道穿孔。

（四）诊断和鉴别诊断

1.诊断标准

胃十二指肠溃疡急性穿孔后表现为急剧上腹痛，并迅速扩展为全腹痛，伴有显著的腹膜刺激征，结合X线检查发现腹部膈下游离气体，诊断性腹腔穿刺抽出液含有胆汁或食物残渣等特点，正确诊断一般不困难。在既往无典型溃疡病者，位于十二指肠及幽门后壁的溃疡小穿孔，胃后壁溃疡向小网膜腔内穿孔，老年体弱反应性差者的溃疡穿孔及空腹时发生的小穿孔等情况下，症状、体征不太典型，较难诊断，另需注意的是，X线检查未发现膈下游离气体，并不能排除溃疡穿孔的可能，因约有20%患者穿孔后可以无气腹表现。

2.鉴别诊断

（1）急性胰腺炎：溃疡急性穿孔和急性胰腺炎都是上腹部突然受到强烈化学性刺激而引起的急腹症，因而在临床表现上有很多相似之处，在鉴别诊断上可能造成困难。急性胰腺炎的腹痛发作虽然也较突然，但多不如溃疡穿孔者急骤，腹痛开始时有由轻而重的过程，疼痛部位趋向于上腹偏左及背部，腹肌紧张程度也略轻。血清及腹腔渗液的淀粉酶含量在溃疡穿孔时可以有所增高，但其增高的数值尚不足以诊断。急性胰腺炎X线检查无膈下游离气体，B超及CT提示胰腺肿胀。

（2）胆石症、急性胆囊炎：胆绞痛发作以阵发性为主，压痛较局限于右上腹，而且压痛程度也较轻，腹肌紧张远不如溃疡穿孔者显著。腹膜炎体征多局限在右上腹，有时可触及肿大的胆囊，Murphy征阳性，X线检查无膈下游离气体，B超提示有胆囊结石、胆囊炎，如血清胆红素有增高，则可明确诊断。

（3）急性阑尾炎：溃疡穿孔后胃十二指肠内容物可顺升结肠旁沟或小肠系膜根部流至右下腹，引起右下腹腹膜炎症状和体征，易被误诊为急性阑尾炎穿孔。仔细询问病史当能发现急性阑尾炎开始发病时的上腹痛一般不十分剧烈，阑尾穿孔时腹痛的加重也不以上腹为主，腹膜炎体征则右下腹较上腹明显。

（4）胃癌穿孔：胃癌急性穿孔所引起的腹内病理变化与溃疡穿孔相同，因而症状和体征也相似，术前难以鉴别。老年患者，特别是无溃疡病既往史而近期内有胃部不适或消化不良及消瘦、体力差等症状者，当出现溃疡急性穿孔的症状和体征时，应考虑到胃肠穿孔的可能。

（五）治疗

对胃十二指肠溃疡急性穿孔的治疗原则首先是终止胃肠内容物继续漏入腹腔，使急性腹膜炎好转，以挽救患者的生命。经常述及的三个高危因素是：

（1）术前存在休克。

（2）穿孔时间超过24h。

（3）伴随严重内科疾病。

这三类患者病死率高，可达5%～20%；而无上述高危因素者病死率＜1%。故对此三类患者的处理更要积极、慎重。具体治疗方法有三种，即非手术治疗、手术修补穿孔以及急症胃部分切除和迷走神经切断术，现在认为后者（胃部分切除术和迷走神经切断术）不是溃疡病的合理手术方式，已很少采用。术式选择主要依赖于患者一般状况、术中所见、局部解剖和穿孔损伤的严重程度。

1.非手术治疗

近年来，特别是在我国，对溃疡急性穿孔采用非手术治疗累积了丰富经验，大量临床实践经验表明，连续胃肠吸引减压可以防止胃肠内容物继续漏向腹腔，有利于穿孔自行闭合及急性腹膜炎好转，从而使患者免遭手术痛苦。其病死率与手术缝合穿孔者无显著差别。为了能够得到满意的吸引减压，鼻胃管在胃内的位置要恰当，应处于最低位。非手术疗法的缺点是不能去除已漏入腹腔内的污染物，因此只适用于腹腔污染较轻的患者。其适应证：

（1）患者无明显中毒症状，急性腹膜炎体征较轻，或范围较局限，或已趋向好转，表明漏出的胃肠内容物较少，穿孔已趋于自行闭合。

（2）穿孔是在空腹情况下发生的，估计漏至腹腔内的胃肠内容物有限。

（3）溃疡病本身不是根治性治疗的适应证。

（4）有较重的心肺等重要脏器并存病，致使麻醉及手术有较大风险。

但在70岁以上、诊断不能肯定、应用类固醇激素和正在进行溃疡治疗的患者，不能采取非手术治疗方法。

因为手术治疗的效果确切，非手术治疗的风险并不低（腹内感染、脓毒症等），一般认为非手术治疗要极慎重。在非手术治疗期间，需动态观察患者的全身情况和腹部体征，若病情无好转或有所加重，即需及时改用手术治疗。

2.手术治疗

手术治疗包括单纯穿孔缝合术和确定性溃疡手术。

（1）单纯穿孔缝合术：单纯穿孔缝合术是目前治疗溃疡病穿孔主要的手术方式，只要闭合穿孔不致引起胃出口梗阻，就应首先考虑。缝闭瘘口、中止胃肠内容物继续外漏后，彻底清除腹腔内的污染物及渗出液。术后须经过一时期内科治疗，溃疡可以愈合。缝合术的优点是操作简便，手术时间短，安全性高，一般认为，以下为单纯穿孔缝合术的适应证：穿孔时间超过8h，腹腔内感染及炎症水肿较重，有大量脓性渗出液；以往无溃疡病史或有溃疡病史未经正规内科治疗，无出血、梗阻并发症，特别是十二指肠溃疡；有其他系统器质性疾病而不能耐受彻底性溃疡手术。单纯穿孔缝合术通常采用经腹手术，穿孔以丝线间断横向缝合，再用大网膜覆盖，或以网膜补片修补；也可经腹腔镜行穿孔缝合大网膜覆盖修补。一定吸净腹腔内渗液，特别是膈下及盆腔内。吸除干净后，腹腔引流并非必须。对所有的胃溃疡穿孔患者，需做活检或术中快速病理学检查，若为恶性，应行根治性手术。单纯溃疡穿孔缝合术后仍需内科治疗，HP感染者需根除Hp，以减少复发的机会，部分患者因溃疡未愈合仍需行彻底性溃疡手术。

以下情况不宜选择腹腔镜手术：

①存在前述高危因素（术前存在休克、穿孔时间＞24h和伴随内科疾病）。

②有其他溃疡并发症，如出血和梗阻。

③较大的穿孔（＞10mm）。

④腹腔镜实施技术上有困难（上腹部手术史等）。

（2）部分胃切除和迷走神经切断术：已经很少采用。

五、胃十二指肠溃疡大出血

胃十二指肠溃疡患者有大量呕血、柏油样黑粪，引起红细胞、血红蛋白和血细胞比容明显下降，脉率加快，血压下降，出现为休克前期症状或休克状态，称为溃疡大出血，不包括小量出血或仅有大便隐血阳性的患者。胃十二指肠溃疡出血，是上消化道大出血中最常见的原因，占50%以上。

（一）临床表现

胃十二指肠溃疡大出血的临床表现主要取决于出血量及出血速度。

1.症状

呕血和柏油样黑粪是胃十二指肠溃疡大出血的常见症状，多数患者只有黑粪而无呕血症状，迅猛的出血则为大量呕血与紫黑血粪。呕血前常有恶心症状，便血前后可有心悸、眼前发黑、乏力、全身疲软，甚至晕厥症状。患者过去多有典型溃疡病史，近期可有服用阿司匹林或NSAIDs药物等情况。

2.体征

一般失血量在400mL以上时，有循环系统代偿的现象，如苍白、脉搏增速但仍强有力，血压正常或稍增高。继续失血达800mL后即可出现明显休克的体征，如出汗、皮肤凉湿、脉搏快弱、血压降低、呼吸急促等。患者意识清楚，情绪焦虑或恐惧。腹部检查常无阳性体，可能有腹胀、上腹压痛、肠鸣音亢进等。约半数的患者体温增高。

（二）辅助检查

大量出血早期，由于血液浓缩，血常规变化不大，以后红细胞计数、血红蛋白值、血细胞比容均呈进行性下降。

为了正确诊断出血的来源，必须施行上消化道内镜检查。内镜下胃十二指肠溃疡出血病灶特征现多采用Forresl分级：FⅠa.可见溃疡病灶处喷血；FⅠb.可见病灶处渗血；FⅡa.病灶处可见裸露血管；FⅡb，病灶处有血凝块附着；FⅢ，溃疡病灶基底仅有白苔而无上述活动性出血征象。根据上述内镜表现，除FⅢ外，只要有其中一种表现均可确定为此次出血的病因及出血部位。

选择性腹腔动脉或肠系膜上动脉造影也可用于血流动力学稳定的活动性出血患者，可明确病因与出血部位，指导治疗，并可采取栓塞治疗或动脉内注射垂体加压素等介入性止血措施。

（三）诊断和鉴别诊断

1.诊断

有溃疡病史者，发生呕血与黑粪，诊断并不困难。10%～15%的患者出血无溃疡病史，鉴别出血的来源较为困难。大出血时不宜行上消化道钡剂检查，因此，急诊纤维胃镜检查在胃十二指肠溃疡出血的诊断中有重要作用，可迅速明确出血部位和病因，出血24h内胃镜检查检出率可达70%～80%，超过48h则检出率下降。

2.鉴别诊断

胃十二指肠溃疡出血应与应激性溃疡出血、胃癌出血、食管静脉曲张破裂出血、贲门黏膜撕裂综合征和胆管出血相鉴别。

（四）治疗

治疗原则是补充血容量，防止失血性休克，尽快明确出血部位，并采取有效的止血措施，防止再出血。总体上，治疗方式包括非手术治疗及手术治疗。

1.非手术治疗

主要是针对休克的治疗，主要措施如下：

（1）补充血容量，建立可靠畅通的静脉通道，快速滴注平衡盐液，做输血配型试验。同时严密观察血压、脉搏、尿量和周围循环状况，并判断失血量，指导补液。失血量达全身总血量的20%时，应输注羟乙基淀粉、右旋糖酐或其他血浆代用品，用量在1000mL左右，血量较大时可输注浓缩红细胞，也可输全血，维持血细胞比容不低于30%。输注液体中晶体与胶体之比以3∶1为宜。监测生命体征，测定中心静脉压、尿量，维持循环功能稳定和良好呼吸、肾功能十分重要。

（2）留置鼻胃管，用生理盐水冲洗胃腔，清除血凝块，直至胃液变清，持续低负压吸引，动态观察出血情况。可经胃管注入200mL含8mg去甲肾上腺素的生理盐水溶液，每4~6h1次。

（3）急诊纤维胃镜检查可明确出血病灶，还可同时施行内镜下电凝、激光灼凝、注射或喷洒药物等局部止血措施。检查前必须纠正患者的低血容量状态。

（4）止血、制酸、生长抑素等药物的应用：经静脉或肌肉注射巴曲酶；静脉给予H2受体拮抗药（西咪替丁等）或质子泵抑制药（奥美拉唑等）；静脉应用生长抑素（善宁、奥曲肽等）。

2.手术治疗

内镜止血的成功率可达90%，使急诊手术大为减少，且具有创伤小、极少并发穿孔和可重复实施的优点，适用于绝大多数溃疡病出血，特别是高危老年患者。内镜处理后发生再出血时仍建议首选内镜治疗，仅在以下患者考虑手术处理：

（1）难以控制的大出血，出血速度快，短期内发生休克，或较短时间内（6~8h）需要输注较大量血液（>800mL）方能维持血压和血细胞比容者。

（2）纤维胃镜检查发现动脉搏动性出血，或溃疡底部血管显露再出血危险很大。

（3）年龄在60岁以上，有心血管疾病、十二指肠球后溃疡以及有过相应并发症者。

（4）近期发生过类似的大出血或合并穿孔或幽门梗阻。

（5）正在进行药物治疗的胃十二指肠溃疡患者发生大出血，表明溃疡侵蚀性大，非手术治疗难以止血。

手术介入的方式，经常采用的有：

（1）单纯止血手术。

（2）部分胃切除术。

（3）（选择性）迷走神经切断+胃窦切除或幽门成形术。

（4）介入血管栓塞术。

六、胃十二指肠溃疡瘢痕性幽门梗阻

胃十二指肠溃疡瘢痕性幽门梗阻是指幽门附近的溃疡瘢痕愈合后，造成胃收缩时胃内容物不能通，因此发生呕吐、营养障碍、水电解质紊乱及酸碱平衡失调等一系列改变的情况。

（一）临床表现

1.症状

多数患者有长时期溃疡症状多次发作的病史。在幽门梗阻发生后，症状的性质和节律逐渐改变。原有的空腹疼痛为上腹部膨胀或沉重感所代，又可出现阵发性胃收缩，食后反而加重。患者常自己诱发呕吐以缓解症状。经过一段时期后，呕吐成为突出的症状，为自发性，多在下午或晚间出现，呕吐物量很大，多为积存的食物，甚至有前一两天所进食物，并含大量黏液，且有酸臭味，一般无血液或胆汁，呕吐后上腹膨胀感即显著减轻。在此时期腹痛消失，但全身情况变差，出现消瘦、便秘、尿少、无力、食欲缺乏等症状。

2.体征

体检时所见为营养不良（皮肤干燥松弛，皮下脂肪消失），上腹隆起，有时可见自左肋下至右上腹的胃蠕动波，手拍上腹部时有振水音。有碱中毒低血钙时，耳前叩指试验和上臂压迫试验可呈阳性。

（二）辅助检查

清晨空腹置入胃管，可抽出大量有酸臭味的液体和食物残渣。胃液分析一般为胃酸过多，但在已有长时期幽门梗阻的患者，胃酸常减少。

血液化学检查可发现血清钾、氯化物和血浆蛋白低于正常，非蛋白氮增高，血气分析发现代谢性碱中毒。

X线钡剂检查不仅证明有幽门梗阻存在，并可确定梗阻是否为机械性，以及原发病的性质。

（三）诊断及鉴别诊断

1.诊断

根据长期溃疡病史、特征性呕吐和体征，结合生化及X线钡剂检查即可诊断幽门梗阻。

2.鉴别诊断

需与痉挛水肿性幽门梗阻、十二指肠壶腹部以下的梗阻性病变、胃窦部与幽门的癌肿、成人幽门肌肥厚症相鉴别。

（四）治疗

溃疡病并发瘢痕性幽门梗阻后即需要进行手术治疗，治疗的目的首先是解除梗阻，使食物和胃液能进入小肠，从而矫正水、电解质及酸碱失衡，改善营养。与此同时，减少胃酸以去除胃溃疡的成因。

术式以胃大部切除术为主，也可采用迷走神经切断加胃窦切除术。对胃酸低、溃疡已愈合的患者，特别是老年或全身健康状况差的患者，可以仅做胃空肠吻合术以解除梗阻，或同时加做迷走神经切断术。

七、手术原则与手术方式

胃十二指肠溃疡最常用的手术方式包括胃大部切除术及迷走神经切断术两种。

（一）胃大部切除术

胃大部切除术包括胃切除及胃肠道重建两大部分。胃切除可分为全胃切除、近端胃切除和远端胃切除。后者即胃大部切除术，在我国是治疗胃十二指肠溃疡首选术式。

1.切除原则

（1）胃切除的范围：胃切除的范围和表面的解剖一致，远端胃部分切除的范围以切除的百分比表示可分为4类。

①胃次全切除，80%的胃切除。

②胃部分切除，65%～70%的胃切除。

③半胃切除，50%的胃切除。

④胃窦切除，30%～40%的胃切除，胃小弯侧进一步向近端切除舌形胃小弯组织3～5cm。

胃切除量大，溃疡的复发率低，但术后并发症率高。一般来讲，切除要求高泌酸的十二指肠溃疡与Ⅱ、Ⅲ型胃溃疡切除范围应不少于胃的60%，低泌酸的Ⅰ型胃溃疡则可略小（50%左右）。胃切除范围的解剖标志是从胃小弯胃左动脉第一降支的右侧到胃大弯胃网膜左动脉最下第一个垂直分支左侧的连，此连线大致可切除胃的60%。

（2）溃疡病灶的处理：胃溃疡病灶应尽量予以切除，十二指肠溃疡如估计溃疡病灶切除很困难时则不应勉强，可改用溃疡旷置术（Bancroft术式）。比尔罗特Ⅱ式吻合术胃切除后，酸性胃内容物不再接触溃疡病灶，旷置的溃疡可自行愈合。

（3）吻合口的位置与大小：胃切除后，胃空肠吻合可置于横结肠前或横结肠后。食物通过的速度主要取决于吻合口与空肠肠腔的口径，胃空肠吻合口的以3～4cm（2横指）为宜，过大易引起倾倒综合征，过小可能增加胃排空障碍。

（4）近端空肠的长度与走向：越靠近十二指肠的空肠，黏膜抗酸能力越强，日后发生吻合口溃疡的可能性越小。在无张力和不成锐角的前提下，吻合口近端空肠段宜短。结肠后术式要求从Treitz韧带至吻合口的近端空肠长度为6～8cm，结肠前术式以8～10cm为宜。近端空肠与胃大小弯之间的关系并无固定格式，但要求近端空肠位置应高于远端空肠，以利排空；如果近端空肠与胃大弯吻合，应将远端空肠置于近端空肠前，以防内疝。

2.吻合方式

胃大部切除后胃肠道重建基本方式是胃十二指肠吻合或胃空肠吻合。

（1）比尔罗特Ⅰ式吻合术胃大部切除术：远端胃大部切除后，将残胃与十二指肠吻合。

（2）比尔罗特Ⅱ式吻合术胃大部切除术：即切除远端胃，合关闭十二指肠残端，残胃和上端空肠端侧吻合。

（3）胃空肠鲁氏Y形吻合：即远端胃大部切除，合关闭十二指肠残端，在距十二指肠悬韧带10～15cm处切断空肠，残胃和远端空肠吻合，距此吻合口以下45～60cm空肠与空肠近侧断端吻合。

（二）胃迷走神经切断术

迷走神经切断术治疗十二指肠溃疡在国外应用广泛，通过阻断迷走神经对壁细胞的刺激，消除神经性胃酸分泌；消除迷走神经引起的促胃液素分泌，减少体液性胃酸分泌。胃迷走神经切断术按照阻断水平不同，可分以下三种类型：

1.迷走神经干切断术

在食管裂孔水平切断左、右腹腔迷走神经干，又称为全腹腔迷走神经切断术。

2.选择性迷走神经切断术

此类型又称为全胃迷走神经切断，在迷走神经左干分出肝支、右干分出腹腔支以后再将迷走神经予以切断，切断了到胃的所有迷走神经支配，减少了胃酸的分泌。

上述两种迷走神经切断术，术后均可引起胃蠕动减退，仍需同时加做幽门成形、胃空肠吻合术、胃窦切除等胃引流手术。

3.壁细胞迷走神经切断术

此类型又称胃近端迷走神经切断术。方法是自幽门上7cm起紧贴胃壁小弯切断迷走神经前、后支分布至胃底、胃体的分支，向上延伸至胃食管连接部。保留迷走神经前后干、肝支、腹腔支及分布到胃窦的"鸦爪"神经支。为减少术后溃疡复发，确保迷走神经切断的彻底性，应注意在食管下段切断迷走神经后干于较高处分出的胃支（Grassi神经）。

（三）手术疗效评定

各种胃切除术与迷走神经切断术的疗效评定，可参照visick标准，从优到差分为四级。Ⅰ级：术后恢复良好，无明显症状；Ⅱ级：偶有不适及上腹饱胀、腹泻等轻微症状，饮食调整即可控制，不影响日常生活；Ⅲ级：有轻到中度倾倒综合征，反流性胃炎症状，需要药物治疗，可坚持工作，能正常生活；Ⅳ级：中、重度症状，有明显并发症或溃疡复发，无法正常工作与生活。

八、术后并发症

（一）术后早期并发症

1.术后胃出血

术后胃出血多可采用非手术疗法止血，必要时可做纤维胃镜检查或行选择性血管造影，明确出血部位和原因，还可局部应用血管收缩药或栓塞相关的动脉止血。当非手术疗法不能止血或出血量大，手术止血。

2.胃排空障碍

术后拔除胃管后，患者出现上腹持续性饱胀、钝痛，并呕吐带有食物和胆汁的胃液。多数患者经非手术治疗，禁食、胃肠减压、营养支持、给予胃动力促进药等多能好转。

3.壁缺血坏死、吻合口破裂或瘘

胃穿孔是发生在壁细胞迷走神经切断术后的严重并发症。由于术中切断了胃小弯侧的血供，可引起小弯胃壁缺血坏死。缺血坏死多局限于小弯黏膜层，局部形成坏死性溃疡的发生率为20%左右，溃疡大于3cm时可引起出血，导致胃壁全层坏死穿孔者少见。术中缝合胃小弯前后缘浆肌层，可预防此并发症。术后若发现胃小弯有缺血坏死应禁食、严密观察，有穿孔腹膜炎时应再次手术，修补穿孔、引流腹腔。

吻合口破裂或瘘常在术后1周左右发生。原因与缝合技术不当、吻合口张力过大、组织血供不足有关，在贫血、水肿、低蛋白血症的患者中更易出现。术后发生吻合口破裂患者有高热、脉速、腹痛以及弥漫性腹膜炎的表现，须立即手术修补、腹腔引流；症状较轻无弥漫性腹膜炎时，可先行禁食、胃肠减压、充分引流、肠外营养、抗感染等综合措施，必要时手术治疗。

4.十二指肠残端破裂

发生在比尔罗特Ⅱ式吻合术胃切除术后早期的严重并发症。临床表现为突发上腹部剧痛，发热、腹膜刺激征以及白细胞计数增加，腹腔穿刺可有胆汁样液体。一旦确诊，应立即手术。

5.术后梗阻

包括吻合口梗阻和输入袢、输出袢梗阻，后两者见于比尔罗特Ⅱ式吻合术胃大部切除术后。

（1）输入袢梗阻：有急、慢性两种类型。急性输入袢梗阻多发生于比尔罗特Ⅱ式吻合术结肠前输入段对胃小弯的吻合术式。临床表现为上腹部剧烈疼痛、呕吐伴上腹部压痛，呕吐物量少，多不含胆汁，上腹部有时可扪及包块。急性完全性输入袢梗阻属闭袢性肠梗阻易发生肠狭窄，病情不缓解者应行手术解除梗阻。慢性不全性输入袢梗阻，表现为餐后0.5h左右上腹胀痛或绞痛，伴大量呕吐，呕吐物为胆汁，几乎不含食物，呕吐后症状缓解消失。由于消化液潴积在输入袢内，进食时消化液分泌增加，输入袢内压力突增并刺激肠管剧烈收缩，引发喷射样呕吐，也称输入袢综合征。不全性输入袢梗阻，应采用禁食、胃肠减压、营养支持等治，无缓解，可行空肠输出、输入袢间的侧–侧吻合或改行鲁氏Y形胃肠吻合解除梗阻。

（2）输出袢梗阻：比尔罗特Ⅱ式吻合术胃切除术后吻合口下方输出段肠管因术后粘连、大网膜水肿、炎性肿块压迫形成梗阻，或是结肠后空肠胃吻合，将横结肠系膜裂口固定在小肠侧，引起缩窄或压迫导致梗阻。临床表现为上腹部饱胀，呕吐含胆汁的胃内容物。钡剂检查可以明确梗阻部位，非手术治疗无效，应手术解除病因。

（3）吻合口梗阻：吻合口太小或是吻合时胃肠壁组织内翻过多而引起，也可因术后吻合口炎症水肿出现暂时性梗阻。吻合口梗阻若经非手术治疗仍无改善，可手术解除梗阻。

（二）远期并发症

1.碱性反流性胃炎

多在胃切除手术或迷走神经切断加胃引流术后数月至数年发生，由于比尔罗特Ⅱ式术后碱性胆汁、胰液、肠液流入胃中，破坏胃黏膜屏障，导致胃黏膜充血、水肿、糜烂等。临床主要表现为上腹或胸骨后烧灼痛、呕吐胆汁样液和体重减轻。抑酸药治疗无效，较为顽固。治疗可服用胃黏膜保护剂、胃动力药及胆汁酸结合药物考来烯胺（消胆胺）。症状严重者可行手术治疗，一般采用改行鲁氏Y形胃肠吻合，以减少胆汁反流入胃的机会。

2.倾倒综合征

系由于胃大部切除术后，原有的控制胃排空的幽门窦、幽门括约肌及十二指肠球部解剖结构不复存在，加上部分患者胃肠吻合口过大（特别是比尔罗特Ⅱ式吻合术），导致胃排空过速所产生的一系列综合征。根据进食后出现症状的时间可分为早期与晚期两种类型，部分患者也可同时出现。

（1）早期倾倒综合征：发生在进食后0.5h内，患者可出现心悸、心动过速、出汗、无力、面色苍白等一过性血容量不足表现，并有恶心、呕吐、腹部绞痛、腹泻等消化道症状。治疗主要采用饮食调整疗法，即少量多餐，避免过甜食物、减少液体摄入量，并降低渗透浓度常可明显改善。饮食调整后症状不能缓解者，以生长抑素治疗，常可奏效。

（2）晚期倾倒综合征：在餐后2～4h出现症状，主要表现为头晕、苍白、出冷汗、脉细弱甚至有晕厥等。采取饮食调整、食物中添加果胶以延缓糖类吸收等措施可缓解症状。严重病例可用生长抑素奥曲肽0.1mg皮下注射，每日3次，改善症状。

3.溃疡复发

胃切除术后可形成吻合口溃疡，临床表现为溃疡病症状再现，有腹痛及出血。可采用制酸药、抗Hp感染非手术治疗，无效者可再次手术，行迷走神经干切断术或扩大胃切除手术。二次手术有一定难度，应当做好术前评估与准备。为了排除胃泌素瘤引起胰源性溃疡的可能，应测血促胃液素水平。

4.营养性并发症

由于胃大部切除术后，胃容量减少，容易出现饱胀感，使得摄入量不足，引起体重减轻、营养不良。术后饮食调节十分重要，应给予高蛋白、低脂饮食，补充铁剂与足量维生素，通过食物构成的调整结合药物治疗，情况可获改善。胃大部切除术后，1/3术后晚期可有钙、磷代谢紊乱，现骨质疏松、骨软化。增加钙的摄入，补充维生素D，可以预防或减轻症状。

5.迷走神经切断术后腹泻

腹泻是迷走神经切断术后的常见并发症，发生率在5%～40%。以迷走神经干切断术后最为严重多见，壁细胞迷走神经切断术后较少发生。与肠转运时间缩短、肠吸收减少、胆汁酸分泌增加以及刺激肠蠕动的体液因子释放有关。多数患者口服洛哌丁胺（易蒙停）、考来烯胺能有效控制腹泻。

6.残胃癌

胃十二指肠溃疡患者行胃大部切除术后5年以上，残余胃发生的原发癌称残胃癌。随访显示发生率在2%左右，大多在手术后20～25年出现。可能与残胃常有萎缩性胃炎有关。患者有上腹疼痛不适、进食后饱胀、消瘦、贫血等症状，胃镜及活检可以确诊。一旦确诊应采用手术治疗。

九、胃十二指肠溃疡的护理

（一）术前护理措施

1.心理护理

（1）解释胃十二指肠溃疡治疗的必要性、需要手术方式、注意事项。
（2）鼓励患者表达自身感受。
（3）教会患者自我放松的方法。
（4）针对个体情况进行针对性心理护理。
（5）鼓励患者家属和朋友给予患者关心和支持。

2.营养支持

（1）根据情况给予高蛋白、高热量、高维生素、低脂、易消化、少渣食物。
（2）溃疡活动期、溃疡穿孔、幽门梗阻患者需要禁食禁饮，遵医嘱静脉补充热量及其他营养。

3.胃肠道准备

（1）饮食：缓解期溃疡患者术前3天少渣饮食、术前禁食12h，禁饮4h；胃出血、胃穿孔或幽门梗阻者应入院后即禁食。
（2）胃管：择期手术患者根据医嘱于术晨安置胃管，快速康复流程的患者则不必常规安置胃管，根据医嘱术前禁食即可；若为急性胃穿孔、幽门梗阻或胃大出血患者，需入院后立即安置胃肠减压。
（3）洗胃：幽门梗阻患者术前3天以温盐水洗胃。

4.病情观察及护理

（1）观察并记录患者腹部体征及大便情况。
（2）消瘦患者注意观察皮肤状况并加强护理。
（3）幽门梗阻患者注意对出入量和电解质的观察。
（4）出血患者注意观察，体征、出血量、尿量和使用止血药物的效果。
（5）穿孔患者按急性腹膜炎进行护理。

5.术前常规准备

（1）术前行抗生素皮试，术晨遵医嘱带入术中用药。
（2）协助完善相关术前检查：心电图、B超、出凝血试验等。

（3）术晨更换清洁病员服。

（4）术晨备皮：范围为上至双乳连线平面，下至耻骨联合，两侧至腋中线。

（5）术晨建立静脉通道。

（6）术晨与手术室人员进行患者、药物核对后，送入手术室。

（7）麻醉后置尿管。

（二）术后护理措施

1.术后护理常规

见表7-1。

表7-1 常规护理内容

全麻术后 护理常规	了解麻醉和手术方式、术中情况、切口和引流情况 持续低流量吸氧 持续心电监护 床档保护防坠床 严密监测生命体征
伤口观察 及护理	观察伤口有无渗血、渗液，若有，应及时通知医生并更换敷料 观察腹部体征，有无腹痛腹胀等
各管道观 察及护理	输液管保持通畅，留置针妥善固定，注意观察穿刺部位皮肤有无静脉炎征象 尿管按照尿管护理常规进行，一般术后第1日可拔除尿管，拔管后注意观察患者自行排尿情况 腹腔引流管参照腹腔引流管护理相关要求 胃管护理内容见表7-2
疼痛护理	评估患者疼痛情况 对有镇痛泵（PCA）的患者，注意检查管道是否通畅并教会患者自行使用镇痛泵，动态评价镇痛效果是否满意，若镇痛泵无法满足患者镇痛需求应及时告知医生并遵医嘱给予追加其他镇痛药物 提供安静舒适的环境
基础护理	做好口腔护理、尿管护理、鼓励患者翻身并给予必要的协助、雾化吸入、保持患者个人卫生清洁等工作

2.胃管护理

见表7-2。

表7-2 胃管护理内容

通畅	定时挤捏管道，使之保持通畅 勿折叠、扭曲、压迫管道 及时倾倒胃液，保持有效负压
固定	每班检查胃管安置的长度 每日更换固定胃管的胶布 胶布注意正确粘贴，确保牢固 告知患者胃管重要性，切勿自行拔出 若胃管不慎脱出，应立即通知主管医生，根据病情保守观察有无胃肠道恶心、呕吐、腹胀、腹痛等不适，若重置胃管应当由医生或在医生指导下操作
观察并 记录	观察胃液性状、颜色、量；正常情况下手术当天引流液为暗红色，24h量＜300ml，以后胃液逐渐变浅、变清若术后24h后仍有新鲜血液流出，应通知医生，给予止血、制酸等药物，必要时再次手术止血 观察安置胃管处鼻黏膜情况，调整胃管角度，避免鼻黏膜持续受压 观察患者腹部体征，有无腹胀 观察患者酸碱、电解质，是否有低氯、代谢性碱中毒等
拔管	胃肠功能恢复后（即肛门排气后）即可拔管

3.饮食护理

见表7-3。

表7-3　患者饮食护理

时间	进食内容	进食量
术后当天到肛门排气	禁食	—
拔除胃管当天	饮水	50ml/h
拔除胃管第2天	半量流质	50～80ml/h
拔除胃管第3天	全量流质	100～150ml/次，4～5次/天
拔除胃管第4天	半流质	100～200g/次，4～5次/天
拔除胃管第10天	软食	5～6餐/日
术后1个月内	软食为主	少食多餐
1个月以后	逐步过渡至正常饮食，注意营养丰富，忌生冷、产气、刺激性食物	少食多餐

4.体位与活动

见表7-4。

表7-4　患者体位与活动

时间	
全麻清醒后手术当日	去枕平卧位，头偏向一侧
术后第1日	低半卧位
术后第2日	半卧位为主，鼓励患者自行床上翻身、增加床上运动，依患者活动耐受情况可在搀扶下适当下床沿床边活动
术后第3日起	半卧位为主，可在搀扶下适当屋内活动适当增加活动度

注：活动能力应当根据患者个体情况，循序渐进，对于年老或体弱的患者，应当相应推后活动进度。

5.健康宣教

见表7-5。

表7–5　胃十二指肠溃疡术后患者的出院宣教内容

	内容
饮食	胃大部切除患者术后1年胃内容量有限，少食多餐，忌食过浓过甜的流质饮食及辛辣刺激性食物
活动	根据体力，适当活动
情绪	保持心情愉快，避免精神过度紧张，调节压力

（三）并发症的处理及护理

并发症的处理及护理见表6–6。

表6–6　并发症的处理及护理

常见并发症	临床表现	处理及护理
出血	胃管持续有新鲜血液流出，2h内引出鲜红色血液 > 100ml或24小时 > 500ml 伤口敷料持续有新鲜血液渗出	保守治疗：用止血、制酸药局部用收缩血管药物 保守治疗无效者应及时行再次手术
吻合口瘘	患者开始进食后，腹痛 急性腹膜炎的症状 血常规增高 口服亚甲蓝后，伤口敷料出现蓝染 腹腔引流管引流量增加 伤口敷料有胆汁样渗出	禁食，胃肠减压 营养支持 充分引流 抗感染 保护瘘口周围皮肤
反流性胃炎/食管炎	上腹烧灼感且抑酸治疗效果不佳 胆汁性呕吐，但呕吐后症状不缓解	使用胃黏膜保护剂、促胃动力药和胆汁酸结合药物
早期倾倒综合征	进食后30min以内发生 心血管症状：全身无力、大汗、面色苍白、心动过速、晕厥 胃肠动力增强：上腹饱胀不适或绞痛、恶心、呕吐、腹泻	少食多餐 避免高渗性饮食 进食后平卧10～20分钟
消化道梗阻	进食后上腹饱胀、呕吐 可能有腹痛 可能有肛门停止排气、排便	禁食，胃肠减压 记录出入量 维持水、电解质平衡 必要时再次手术
残胃蠕动无力	术后7～10天进食后恶心、呕吐、腹胀 X线造影示残胃扩张、无张力、蠕动波少且弱，且通过吻合口不畅	禁食，胃肠减压 记录出入量 维持水、电解质平衡 使用胃动力药物

第二节　十二指肠憩室

十二指肠憩室是部分肠壁向腔外凸出所形成的袋状突起。直径从数毫米至数厘米，多数发生于十二指肠降部，可单发也可多发。75%的憩室位于十二指肠乳头周围2cm范围之内，故有乳头旁憩室之称。

一、流行病学调查

因十二指肠憩室患者绝大多数无症，其患病率难以精确估计，十二指肠憩室为相对多发，外报道发生率为1%～2%，尸检中十二指肠憩室的发生率可高达22%，上消化道钡剂检查发现率为6%.ERCP检出率为9%～23%。其发生率仅次于结肠憩室，男女发病率无差异，本病可发生于任何年龄，其发生率随年龄的增长而增高，多见于年龄50～60岁或以上者。张克俭等报道不同年龄组的憩室发生率有别，82例患者中40岁以下者仅占11%，而60岁以上者高达50%，可见年龄因素的确与憩室的发生关系密切。

二、病因及病理

绝大部分十二指肠憩室是由于先天性十二指肠局部肠壁肌层缺陷所致，憩室壁由黏膜、黏膜下层与结缔组织构成，肌纤维成分很少，称为原发性或假性憩室。由于十二指肠乳头附近是血管、胆管、胰管穿透肠壁的部位，肌层薄弱，肠腔内压力增高，黏膜可通过薄弱处向外突出形成憩室，而高压的产生与憩室远端的肠管运动过激或不协调蠕动有关，近来的研究发现，这一现象可能是由迷走神经退化造成的。对于95例患者的分析表明，2/3的憩室位于壶腹周围，发生于球部的十二指肠憩室很少，因周围组织炎症粘连、瘢痕牵拉十二指肠壁而形成的憩室称为继发性或真性憩室。当憩室颈部狭小时，食物一旦进入，不易排出，憩室内可形成肠石；因引流不畅、细菌繁殖可引起憩室炎，形成溃疡，导致出血甚至穿孔。壶腹周围憩室患者胆管结石发生率，致胆管炎、胰腺炎发作。十二指肠憩室好发于十二指肠降部乳头，可能与下列因素有关：

（1）从胚胎发生学来看，乳头部是前肠和后肠的结合部，为先天性薄弱区。

（2）肝胰壶腹括约肌收缩牵拉十二指肠壁对乳头旁憩室的形成有一定的作用。

三、分型

十二指肠憩室按其囊带膨出方向可分为腔内憩室和腔外憩，病变形成可分为先天型和后天型，按病理检查肠内有无肌层可分为真性和假性憩室，按X线表现又可分为内压性和牵引性憩室。

关于十二指肠憩室的分型和命名，临床报道尚未统一，龚建平等将其分为乳头外型（Ⅰ型）、乳头内型（Ⅱ型），包家林等（1996年）则分为乳头上型（Ⅰ型）、乳头下型（Ⅱ型，最少见）、憩室内乳头型（Ⅲ型）。而钟大昌等（1998年）将十二指肠憩室称为壶腹部周围憩室，并根据其与壶腹的关系分为壶腹旁、壶腹内和壶腹膨大等。卢生等（1996年）将这类憩室根据其开口位置分为4型：乳头旁型（Ⅰ型）、壶腹型（Ⅱ型）、异位型（Ⅲ型，乳头开口于憩室内）、混合型（Ⅳ型）。

四、临床表现

十二指肠憩室大多数无临床症，床上仅10%左右的患者出现症状，有无症状与憩室大小、开口大小、发生部位以及憩室与周围脏器的关系有关。憩室直径超过1.5cm的患者

80%以上有不同程度的胆胰疾病的临床表现。症状包括憩室本身的症状和并发症引起的症状。憩室本身的症状是由于食物在憩室腔内潴留，导致憩室膨胀、炎症或并发出血、穿孔等所出现的临床症状；并发症引起的症状是由于憩室压迫胆管及胰管所导致的胆管及胰腺疾病的症状。表现为上腹饱胀不适或疼痛，偶有恶心，饱食后加重；若憩室并发炎症、溃疡及结石，症状较重而持续，疼痛可向背部放射；憩室内潴留食物残渣的腐败与感染可致腹泻；大而膨胀的憩室压迫胆管及胰管，或憩室的炎症波及乳头及壶腹部可出现胆管炎、胆结石、胆管梗阻及急慢性胰腺炎等相应的症状；压迫胆总管下端，引起阻塞性黄疸。乳头旁憩室合并胆管结石，临床则会出现腹部绞痛、黄疸及发热等胆管结石的症状。临床观察发现，在乳头旁憩室同时有胆管症状的患者中，有不少患者的胆管和胰管正常，这种暂时性胆管症状和肝功能的改变可能是乳头旁憩室引发的肝胰壶腹括约肌功能障碍、轻度的胆管炎以及食物进入憩室所致。

五、诊断

X线钡剂检查特别是低张性十二指肠造，见圆形或椭圆形腔外光滑的充盈区，立位可见憩室内呈气体、液体及钡剂三层影。纤维十二指肠镜检查诊断率比较高。螺旋CT对十二指肠憩室的发现率较低，有报道65例患者的80个十二指肠憩室中螺旋CT共检出15个，检出率为18.75%。胰头后方半圆形气体影是十二指肠憩室的典型表现。当十二指肠肠腔内出现局限性偏心性或肠外出现局限性气体影需考虑十二指肠憩室可能。对比剂进入囊袋状结构时诊断可明确。十二指肠憩室需与腹膜后腔局限性积气相鉴别，后者发生于十二指肠球部溃疡后壁穿孔或外伤性十二指肠腹膜后段破裂。位于胰腺实质内的十二指肠憩室，因憩室内常含气体、液体与食物碎屑，有时会误诊为胰腺假性囊肿或脓肿。在十二指肠憩室的诊断工作中，以下几点尤应引起注意，能为合理治疗提供帮助：

（1）无法用溃疡病解释的消化道症状和黑便史。

（2）胆囊切除术后症状仍存在，反复发作的胆管炎而无残留结石复发者。

（3）反复发作的慢性胰腺炎。

（4）无原因的胆管感染。

六、并发症

当胆总管直接开口于憩室，可引起十二指肠乳头水肿和逆行性胆管炎，憩室压迫胆总管会造成胆汁淤积和胆石症，同时憩室亦可压迫胰管使之排空不畅和使肝胰壶腹括约肌功能失，成急慢性胰腺炎。若合并憩室炎症，炎症反应波及周围组织，更易加重上述损害，长期炎性刺激还可引起慢性缩窄性乳头炎，加重胰、胆系的损害。降部憩室与原发性胆总管结石或胆管术后胆总管结石复发相关，但与胆囊结石无关，降部憩室患者单纯胆囊切除术后的胆管疾病仍有较高的发生率。

七、治疗

无症状者不需治疗。有憩室炎症状可行抗炎、制酸、解痉等治疗。由于憩室壁薄、周围粘连致密，剥离时易撕裂，尤其是嵌入胰头部时，并发症发生率高且严重，病死率高达5%～10%，故应严格控制指征。手术适应证为：内科治疗无效的憩室炎；有穿孔、出血或憩室内肠石形成；因憩室引发胆管炎、胰腺炎；憩室内有异物或憩室巨大造成十二指肠完全或不完全梗阻者症状明显，憩室颈部狭小，引流不畅，钡剂进入6h以上仍未排空者等。手术治疗的术式主要分为憩室切除和转流手术两大类。

憩室切除术仅适用于十二指肠降部、球部外侧，以及横、升部容易显露及游离的憩室，对位于降部、球部内侧及伸入胰腺实质内的或切除难度大的憩室，应谨慎从事。术前必须观正位和左、右、前斜位钡剂X线片，或行内镜对憩室准确定位，以明确其部位及与乳头的关系。理论上憩室切除术在纠正憩室异常病理解剖的同时，保留了消化道正常的解剖生理功能，避免了转流手术后胃排空障碍、反流性胃炎、吻合口溃疡以及残胃癌等远期并发症的发生。但在实践中常遇到困难，十二指肠降部憩室可能伸向胰腺的背侧、腹侧或深埋于胰腺实质内，术中寻找困难；反复的炎症还可能与周围发生粘连，切除亦十分困难，强行分离易导致胆管、胰管损伤，出现严重并发症。憩室内翻缝合术是憩室切除的一个补充应变措施，直径＜1.0cm，或远离十二指肠乳头和胰腺实质，或切除憩室有损伤胆总管、胰管开口时，或当憩室完全位于胰实质内，勉强剥离时易致严重出血或胰瘘可采用该术式。术式较为简单，但不能去除可能存在于憩室腔内的异位胃黏膜或胰腺组织，可能导致日后的出血或穿孔；同时大的憩室内翻缝合势必影响肠道通畅，存在引起十二指肠梗阻的危险。

转流术式目的是旷置十二指肠，使食物不经过十二指肠，可防止食物进入憩室内滞留，有利于憩室炎的治疗和防止逆行胆管感染。此种术式的适应证包括憩室切除困难、手术本身可能损伤胆管和胰管者，多发性憩室，胆、胰管直接开口于憩室者等。憩室旷置、胃部分切除、Billroth Ⅱ式吻合术，适用于切除困难、多发性、胰腺组织内憩室和（或）并发胰腺炎、乳头直接开口于憩室内以及憩室穿孔伴腹膜后严重感染者，同时也特别适用于无胆、胰、十二指肠手术经验者。胃-空肠、十二指肠-空肠鲁氏Y形吻合术，前者仅适用于发作频繁的胆管炎或合并复发性胰腺炎，胆、胰管直接开口于憩室者，或憩室距乳头近难以切除或内翻包埋及十二指肠多发憩室者；后者仅适用于十二指肠憩室伴有胰腺、胆管并发症或手术本身可能损伤胆管或胰腺者。转流术治疗较大的憩室存在一个明显的不足，即对憩室本身未行处置，胆管、胰管的压迫并未根本解除。

其他术式：胆总管-空肠鲁氏Y形吻合术仅适用于憩室并发胆总管结石并有肝胰壶腹括约肌狭窄、胆管扩张者。肝胰壶腹括约肌切开成形术，适用于反复发作的憩室炎导致肝胰壶腹括约肌出口狭窄或伴有胆总管出口狭窄，使胆汁、胰液排出受限或有结石不能排出者。胰十二指肠切除术仅适用于憩室癌变，或并发壶腹周围癌，或憩室并发严重出血而又无法切除时，或在切除憩室中见其突入胰腺实质较深，造成胰腺损伤，出血又难控制者。

近年来，有报道通过十二指肠镜用医用胶填塞、黏合治疗十二指肠憩室的新方法，将医用胶填塞于憩室内，达到封闭憩室和黏合憩室的目的。该方法不需要全身麻醉及开腹手术，不改变十二指肠正常的生理结构，风险，远期疗效有待观察。

八、十二指肠憩室的护理

（一）术前护理措施

1.心理护理

（1）解释手术方式、注意事项。

（2）鼓励患者表达自身感受。

（3）教会患者自我放松的方法。

（4）针对个体情况进行针对性心理护理。

（5）鼓励患者家属和朋友给予患者关心和支持。

2.饮食

（1）十二指肠出血、芽孔者应禁食。

（2）憩室压迫胰管引起胰腺炎者遵医嘱静脉补充热量及其他营养。

（3）憩室压迫胆管引起胆囊炎、胆管梗阻者遵医嘱进低脂饮食或禁食给予静脉营养。

3.胃肠道准备

（1）饮食：术前禁食12小时，禁饮4小时，有严重伴随症状需要禁食者需遵医嘱。

（2）胃管：患者术晨安置胃管；若为急性穿孔患者，需入院后立即安置胃肠减压。

4.病情观察及护理

（1）观察并记录患者腹部体征情况。

（2）梗阻患者注意对出入量和电解质的观察。

（3）穿孔患者按急性腹膜炎进行护理。

5.术前常规准备

（1）术前行抗生素皮试，术晨遵医嘱带入术中用药。

（2）协助完善相关术前检查：心电图、B超、出凝血试验等。

（3）术晨更换清洁病员服。

（4）术晨备皮：范围为上至双乳连线平面，下至耻骨联合，两侧至腋中线。

（5）术晨建立静脉通道。

（6）术晨与手术室人员进行患者、药物核对后，送入手术室。

（7）麻醉后置尿管。

（二）术后护理措施

1.术后护理常规

患者术后进行外科手术后常规护理：伤口、各引流管（胃管、尿管、腹腔引流管）、疼痛及日常基础护理。

2.饮食护理

行十二指肠旷置胃大部切除术患者术后饮食应遵照胃癌术后饮食护理内容；行憩室内翻术、憩室切除术患者术后进食时间可相对提前。

3.体位与活动

患者术后活动从手术当日的低半卧位到可在搀扶下适当屋内活动，可根据其个体化情况，遵循循序渐进原则进行，活动过程中应注意保护患者安全，严防意外。

4.健康宣教

患者术后康复期注意劳逸结合，保持心情愉快，饮食定时定量，少食多餐。

（三）并发症的处理及护理

患者术后的并发症主要有出血、吻合口瘘、反流性胃炎、吻合口梗阻。

第三节　良性十二指肠淤滞症

良性十二指肠淤滞症是十二指肠水平部或升部受肠系膜上动脉或其分支（结肠中动脉）压迫导致的肠腔梗阻，也称为肠系膜上动脉综合征，亦称十二指肠血管压迫综合征、Wilke综合征、石膏背心综合征、慢性间歇性肠系膜动脉性十二指肠闭塞征、肠系膜动脉性十二指肠梗阻、慢性十二指肠淤滞征等。本综合征首先由von Rokifansky于1842年报道，但迄今尚无确切的发病率统计。此征并非临床罕见疾病，如不给予恰当治疗可导致营养不良，影响发育。且可出现一些因十二指肠高压而引起的急性胃扩张、急性胰腺炎等并发症。

一、病因与病理

十二指肠水平部在第3腰椎水平横行跨越脊柱和腹主动脉。肠系膜上动脉恰在胰腺颈下缘，从腹主动脉发出，从十二指肠第三部前面越过。在正常人，腹主动脉与肠系膜上动脉的夹角为$40°\sim60°$，当两动脉之间形成夹角变小，肠系膜上动脉将十二指肠水平部压向椎体或腹主动脉，造成肠腔狭窄和梗阻。临床上有梗阻症状的患者，这个角度为$15°\sim20°$。发生淤滞症的原因与肠系膜上动脉起始点位置过低，十二指肠悬韧带过短牵拉，脊柱过伸，体重减轻或高分解状态致腹主动脉与肠系膜上动脉间的脂肪垫消失等有关。瘦长无力体型或精神、神经不稳定者，容易发生此综合征。

二、临床表现

良性十二指肠淤滞症常呈间歇性发作，表现为十二指肠通过障碍。症状多在30岁以后出现。呕吐是主要症状，常发生在餐后数小时，呕吐物为含胆汁的胃内容物，伴上腹饱胀不适。取俯卧位、胸膝位或呕吐后可使症状缓解。体检见上腹饱满，可有胃型，无明显腹部压痛。缓解期有非特异性上消化道症状，如食欲缺乏、饱胀等。长期反复发作者可出现消瘦、营养不良、贫血和水电解质代谢紊乱。肠系膜上动脉压迫引起的急性梗阻，可在脊柱过伸位的躯干石膏固定后突然发生。在烧伤、大手术后体重明显减轻又需长期仰卧的患者中亦可出现。

三、诊断和鉴别诊断

有反复发作呕吐胆汁与胃内容物的患者，特别是体位改变症状减轻的患者，应考虑本病的可能。X线钡剂的特征性表现有：

（1）钡剂在十二指肠水平部脊柱中线处中，整齐的类似笔杆压迫的斜行切迹（"笔杆征"），钡剂在此处通过受阻。

（2）近端十二指肠及胃扩张，有明显的十二指肠逆蠕动。

（3）切迹远端肠腔瘪陷，钡剂在2～4h内不能排空。

（4）侧卧或俯卧时钡剂可迅速通过十二指肠水平部进入空肠。

超声检查测量肠系膜上动脉与腹主动脉之间的夹角，正常为40°～60°，有淤滞症者＜20°；夹角内肠系膜上动脉压迫处十二指肠腔前后径＜1.0cm，而近端十二指肠腔前后径＞3.0cm。CT结合动脉造影或螺旋CT三维图形构建可以显露肠系膜上动脉与十二指肠之间的关系以及在这一水平上的梗阻。

鉴别诊断包括引起十二指肠水平部或升部排空障碍的其他病变，如肿瘤、结核、肠炎等，但这些病变的钡剂检查所见与肠系膜上动脉压迫的X线特征明显不同。

四、治疗

梗阻发作时应禁食、胃肠减压、纠正水电解质平衡和肠外营养支持。针对病因治疗，因石膏固定后脊柱过伸引起的，可去除石膏。也可留置鼻腔肠管在透视下推送过梗阻点，行肠内营养支持。缓解期宜少量多餐，以易消化食物为主，后左侧卧、胸膝位或俯卧位可预防发作，下床活动时，可用围腰或腹带防止内脏下垂，并改善营养，加强腰肌锻炼，校正脊柱前凸。

手术疗法虽可使部分患者解除梗阻，获得良好疗效；但仍有一部分效果不理想，术后症状不能解除。因此做出手术决定必须谨慎。严格掌握手术适应证。术前行胃肠造影、胃十二指肠镜和心理学检查，证实诊断并排除其他疾病，尤其是心理障碍，这样才能提高本病疗效。

（一）手术适应证

（1）男性患者，梗阻症状明显，有典型X线血管压迫征象，别是45岁以上的中老年，采用手术疗法。

（2）出现十二指肠高压引起的并发症者，宜在并发症缓解后，择期行手术治疗。

（3）对症状反复发作，影响营养发育者，宜手术解除机械性梗阻，术后仍有症状者，再配合其他综合性非手术疗法。

（4）年轻女性患者，病史短，或并有其他神经官能症者；或虽然反复发作，但对营养发育影响不大，均宜先采用非手术综合治疗。

（二）注意事项

术中应详细探查，确定下述几点：

（1）梗阻是否由于肠系膜上动脉压迫所致及压迫程度，为此要仔细探查肠系膜根部、十二指肠空肠曲附近的腹膜后，以排除肿瘤或肿大淋巴结压迫十二指肠。术中可经胃管注气，当十二指肠扩张到3～4cm时可明确显露十二指肠受压情况。

（2）是否合并胃十二指肠溃疡、胆石症或慢性胰腺炎。

（3）十二指肠悬韧带是否过短。

（4）十二指肠周围是否易于显露和操作。

（三）常用术式

手术治疗目的在于彻底解除机械性梗阻因素，故凡能达此目的而又无其他弊端的术式均可采用。

1.十二指肠悬韧带切断术

适用于悬韧带过短、十二指肠空肠曲悬吊拉置过高，呈锐角者。手术方法简单，仅切断十二指肠悬韧带和切开该处部分后腹膜，游离十二指肠升部和十二指肠空肠曲，使之下移3～4cm，肠系膜上动脉与十二指肠间无张，系膜上动脉起始点与十二指肠上缘间能从容通过两横指时，压迫即可解除。

2.胃空肠吻合术

不能有效解决十二指肠滞留，胆汁、胰液和十二指肠液经十二指肠逆蠕动进入胃后，再经吻合口排入空肠，因此术后仍常有上腹胀、呕吐胆汁等症状，目前已不被采用。

3.十二指肠空肠侧-侧吻合术

1908年，Stavely首先报道应用十二指肠空肠侧-侧吻合术治疗本病。目前仍是较常用的方式，方法简单，能较好转流十二指肠内容物。

4.十二指肠复位术

手术游离右半结肠至横结肠，再游离十二指肠自降部直至升部的外侧腹膜，切断十二指肠悬韧，十二指肠、小肠在肠系膜上动脉后方移至右侧腹腔，将盲肠、升结肠移至左侧腹腔。据报道，此术式症状缓解率达89%，但由于游离肠管范围广，腹腔内剖面大，术后易发生粘连性肠梗阻。且肠管位置处于非正常解剖位置，国内尤其是成人少采用此术式。

5.十二指肠血管前移位术

可用于症状较轻，胃肠造影显示十二指肠扩张不重，无强烈频繁性逆蠕动，术中十二指肠内注气后近侧十二指肠直径在7.5cm以下者。游离十二指肠水平部和升部。在肠系膜上动脉侧方切断十二指肠，在动脉前方重新行十二指肠端端吻合术。本法优点是从解剖上解除了血管对十二指肠的压迫，肠道的延续性无改变，不出现转流手术，亦不影响十二指肠蠕动功能。缺点是十二指肠水平部与胰腺关系密切，血管分支多，游离十二指肠时易损伤肠壁营养血管和胰腺，导致术后十二指肠瘘和胰瘘发，二指肠切断后再吻合的手术操作困难。因此，尽管手术设计合理，也不宜作为首选式或常规术式。肠系膜上动脉综合征的术式颇多，疗效均不完全令人满意，且术中、术后可能出现较严重的并发症。因此，应针对引起梗阻的解剖原因和病理变化，选择恰当术式。目前国内较普遍认为，除适宜于行十二指肠悬韧带切断的病例外，首选式应是较简单的十二指肠空肠侧–侧吻合术。

五、良性十二指肠淤滞症

（一）术前护理措施

1.心理护理

（1）解释胃肠减压的目的及手术方式、注意事项。
（2）鼓励患者表达自身感受。
（3）教会患者留置胃肠减压期间的配合、自我放松的方法。
（4）针对个体情况进行针对性心理护理。
（5）鼓励患者家属和朋友给予患者关心和支持。

2.营养支持

（1）呕吐隔夜食物的患者应禁食。
（2）遵医嘱静脉补充热量及其他营养。

3.胃肠道准备

（1）饮食：术前常规禁食12h，禁饮4h，呕吐症状严重者需要遵医嘱禁食。
（2）胃管：患者术晨安置胃肠减压；淤滞症状严重伴发呕吐宿食、胆汁的患者术前1~2天遵医嘱安置胃肠减压并用温盐水洗胃。

4.病情观察及护理

（1）观察并记录患者腹部体征情况。
（2）呕吐频繁的患者应注意对出入量和电解质的观察。

5.术前常规准备

（1）术前行抗生素皮试，术晨遵医嘱带入术中用药。
（2）协助完善相关术前检查：心电图、B超、出凝血试验等。
（3）术晨更换清洁病员服。
（4）术晨备皮：范围为上至双乳连线平面，下至耻骨联合，两侧至腋中线。
（5）术晨建立静脉通道。
（6）术晨与手术室人员进行患者、药物核对后，送入手术室。
（7）麻醉后置尿管。

（二）术后护理措施

1.术后护理常规

患者术后在全麻术后护理常规下进行外科手术后常规护理：伤口、各引流管（胃管、尿管、腹腔引流管）、疼痛管理及日常基础护理。

2.饮食护理

行胃空肠吻合术、十二指肠空肠吻合术的患者术后胃肠蠕动恢复后，拔除胃肠减压才能进食水，依照循序渐进的原则在无不良反应的情况下逐渐过渡至正常饮食；而行十二指肠悬韧带切断松解术的患者术后当日可以早期拔除胃管，进食时间相对也有所提前，根据患者自身耐受情况逐步过渡至正常饮食。

3.体位与活动

患者手术后当日低半卧位，根据其个体情况，次日可在家属、护士搀扶下进行适当室内活动，应遵循循序渐进原则进行，活动过程中应注意患者安全，严防跌倒等意外。

4.健康宣教

患者术后康复期注意休息，劳逸结合，适当进行活动，如有恶心、呕吐、突发腹痛等不适应及时就诊。

（三）并发症的处理及护理

患者术后的并发症主要有出血、吻合口瘘、反流性胃炎、吻合口梗阻，具体详见胃手术后患者的护理。术后的护理原则：密切观察病情变化，积极预防并及时处理并发症。

第八章 食管癌常见慢性疾病的围手术期护理

第一节 食管癌合并冠心病围手术期护理

冠心病是指由于冠状动脉粥样硬化使血管狭窄、阻塞和（或）因冠状动脉功能性改变（痉挛）引起冠状动脉供血不足，导致心肌缺血、缺氧或坏死的一种心脏病，心绞痛及心肌梗死最常见。食管癌合并冠心病者多为中老年患者，手术风险大，而且冠心病病情变化常具有突变性和多变性，为术后康复带来一定的困难。

一、护理评估

（一）术前评估

1.健康史

（1）一般情况：评估患者的年龄、性别、婚姻、职业、居住地和饮食习惯等。

（2）疾病史：评估患者在吞咽食物时，有无哽噎感，胸骨后烧灼样、针刺样或牵拉摩擦样疼痛；有无进行性吞咽困难；有无心绞痛、心肌梗死发作、有无心前区疼痛并放射至左肩、左手。

（3）既往史：患者除冠心病外，有无糖尿病、高血压等病史。

（4）用药史：如血管扩张剂。

（5）家族史：家族中有无肿瘤患病史、心脏病史等。

2.身体状况

（1）局部：了解患者有无吞咽困难、呕吐等；有无疼痛，疼痛的部位和性质，是否因疼痛而影响睡眠。

（2）全身：评估患者的营养情况，有无消瘦和贫血、脱水或衰弱、面色苍白、出冷汗、心率增快；了解患者有无锁骨上淋巴结肿大和肝肿块；有无腹腔积液、胸水、心功能不全等。

（3）辅助检查：了解食管钡餐造影、心电图、内镜及超声内镜检查、CT检查等结果，以判断肿瘤的位置、有无扩散或转移。

（4）评估患者冠心病病情和手术耐受力。

3.心理-社会状况

了解术前患者的心理问题及产生心理问题的原因，了解家庭成员、单位同事对患者的关心及支持程度，了解患者家庭的经济承受能力等。

（二）术后评估

1.术中情况

了解手术方式、麻醉方式及病变组织切除情况，术中出血、补液、输血情况及术后诊断等。

2.生命体征

了解患者麻醉是否清醒，生命体征是否平稳，呼吸形态有无异常，有无呼吸浅快、发绀、呼吸音减弱，有无心绞痛、心律失常、心力衰竭等。

3.伤口与各引流管情况

了解患者伤口敷料是否干燥，有无渗液、渗血，胸管、胃管、纵隔引流管及尿管引流是否通畅，引流量、性质、颜色有无异常等。

4.肢体功能

了解术后肢体感知觉恢复情况及四肢活动度。

5.体液平衡

评估术后患者尿量、各种引流的丢失量、失血量及术后补液量和种类等。

6.营养状态

评估术后患者每日摄入营养素的种类、量和途径，了解术后体重变化。

7.术后不适及并发症

了解有无切口疼痛、恶心、呕吐、腹胀、尿潴留等术后不适，评估不同种类和程度，评估有无肺不张、肺炎、出血、吻合口瘘、乳糜胸等并发症及危险因素。

8.心理-社会状况

了解患者及其家属对手术的认识、看法和心理感受，评估有无引起术后心理变化的原因：

（1）担心不良的病理检查结果、预后差或危及生命。

（2）担忧手术对今后生活、工作及社交带来不利影响。

（3）术后出现切口疼痛等各种不适。

（4）身体恢复慢，出现并发症。

（5）住院费用昂贵，担心经济能力难以维持后续治疗。

二、护理诊断/问题

（一）疼痛

与手术创伤、心肌缺血、缺氧、坏死等因素有关。

（二）活动无耐力

与手术创伤、机体负氮平衡、心肌氧的供需失调等有关。

（三）有便秘的危险

与进食量少、活动少、床上排便不习惯有关。

（四）低效性呼吸型态

与术后卧床、活动量少、切口疼痛、呼吸运动受限等有关。

（五）有体液不足的危险

与手术导致失血、体液丢失、禁食禁饮、液体量补充不足有关。

（六）营养失调，低于机体需要量

与术后禁食、创伤后机体代谢率增高有关。

（七）知识缺乏

缺乏冠心病手术后治疗、护理、康复锻炼、安全等相关知识。

（八）潜在并发症

心肌梗死、心力衰竭、猝死等。

三、护理目标

（1）患者主诉疼痛减轻或缓解。

（2）主动参与护理计划的制订，并能自觉执行，主诉活动后无不适反应。

（3）患者能掌握预防便秘的措施，未发生便秘。

（4）患者术后呼吸功能改善，血氧饱和度维持在正常范围。

（5）患者体液平衡得以维持，循环系统功能稳定。

（6）患者术后营养状况得以维持或改善。

（7）患者充分了解了术后相关知识，能说出冠心病治疗、护理、康复、安全的相关知识及配合要点。

（8）患者术后并发症得以预防或被及时发现和处理，术后恢复顺利。

四、护理措施

（一）术前护理

1.术前准备

执行食管癌术前常规护理措施。

2.饮食护理

告知患者进低脂、低热量、低胆固醇、低盐饮食，多食蔬菜、水果和粗纤维食物，忌烟酒。

3.病情观察

观察有无胸痛症状，判断其性质，遵医嘱使用硝酸甘油等药物，密切观察心电监护情况，以便及时发现心律失常和心肌梗死的发生。

4.休息与活动

根据患者的活动能力制订合理的活动计划，避免劳累。保持良好的精神状态，精神紧张影响睡眠者，给予适量镇静剂。保持大便通畅，避免用力大便，必要时使用缓泻剂或开塞露肛门塞入。

5.加强肾功能监测

密切观察尿量、尿相对密度、血钾、尿素氮和血清肌酐等指标的变化；疑为肾衰竭者，严格记录出入水量，限制水和钠的摄入，控制高钾食物摄入，并停止使用肾毒性药物；若证实为急性肾衰竭，应遵医嘱做人工肾或透析治疗。

（二）术后护理

1.术后护理原则

执行食管癌术后常规护理措施。

2.病情观察

给予心电监护，术后每15～30min测量生命体征1次，密切观察患者心率、心律、心电图变化，主诉疼痛时应评估患者疼痛的部位、性质、程度、持续时间，观察有无面色苍白、大汗、恶心、呕吐等，警惕心绞痛和心肌梗死的发生，如发生须绝对卧床休息12h。观察患者的神志、面色、周围血管充盈情况和血氧饱和度，防止低氧血症的发生。病情平稳后1～2h测量生命体征1次，监测体温每日4次，测量至体温正常3日后改为每日1次测量，39℃及以上者，每4h测量1次，连续24h。密切观察术后尿量、出入量，及时记录护理记录单。

3.静脉补液

注意补液速度和纠正电解质紊乱。术后每日补液量不超过2500mL，严格控制输液速度，以免输液过快诱发急性肺水肿、急性左心力衰竭，给予极化液（10%葡萄糖溶液500mL＋胰岛素10u＋10%氯化钾溶液15mL）静脉输注，7～14日为一疗程，有利于心肌收缩，减少心律失常。

4.饮食护理

饮食宜选择低脂、低热量、低胆固醇、低盐饮食，多食蔬菜、水果和粗纤维食物，戒烟酒，避免暴饮暴食，注意少量多餐。一般于手术后5～7日开始试饮水，若无不适，再开始进流食，术后6～7日可给予全流质饮食，每日7～8次，如进食顺利可逐渐改进半流食、软食，每日6次。术后3周，患者若无特殊不适可进普食。

5.预防诱发心绞痛

疼痛、便秘可能会间接增加心肌耗氧量，从而诱发心律失常及心绞痛。询问患者有无疼痛，根据疼痛评分，给予适当的镇痛措施，保持病房安静舒适，避免噪声刺激。保持大便通畅，切忌用力排便。

6.康复锻炼

指导患者咳嗽时勿屏气，以免诱发心绞痛，在床上进行适当活动，主动或被动活动四肢，加强患侧肢体锻炼（如患侧上肢上举、绕臂、梳头等动作），根据患者身体情况，指导患者适当下床活动，时间勿持续过久，避免劳累。向患者说明活动耐力恢复是一个循序渐进的过程，既不能操之过急，也不能因担心病情而不敢活动。

第二节　食管癌合并高血压围手术期护理

高血压是以血压升高为主要临床表现的综合征，是常见的慢性病之一，也是心脑血管病最主要的危险因素。它有原发性高血压和继发性高血压之分。如果术前不能将血压控制在安全范围内，势必会提高手术风险，影响患者康复。

一、护理评估

（一）术前评估

1.健康史

（1）一般情况：评估患者的年龄、性别、婚姻、职业、居住地和饮食习惯等。

（2）疾病史：评估患者在吞咽食物时，有无哽噎感，胸骨后烧灼样、针刺样或牵拉摩擦样疼痛；有无进行性吞咽困难；有无头痛、头晕、肢体麻木等病史。

（3）既往史：患者除高血压外，有无糖尿病、冠心病等病史。

（4）用药史：如降压药等。

（5）家族史：家族中有无肿瘤患病史等。

2.身体状况

（1）局部：了解患者有无吞咽困难、呕吐等，有无疼痛，疼痛的部位和性质，是否因疼痛而影响睡眠。

（2）全身：评估患者的营养情况，有无消瘦和贫血、脱水或衰弱；了解患者有无锁骨上淋巴结肿大和肝肿块，有无腹腔积液、胸水等。

（3）辅助检查：了解食管钡餐造影、心电图、内镜及超声内镜检查、CT等结果，以判断肿瘤的位置、有无扩散或转移。

（4）评估患者的血压情况和手术耐受力。

3.心理-社会状况

了解术前患者的心理问题及产生心理问题的原因，了解患者家庭成员、单位同事对患者的关心及支持程度，了解患者家庭的经济承受能力等。

（二）术后评估

1.术中情况

了解手术方式、麻醉方式及病变组织切除情况，术中出血、补液、输血情况及术后诊断等。

2.生命体征

了解患者麻醉是否清醒，生命体征是否平稳，气管插管位置是否改变，呼吸型态有无异常，有无呼吸浅快、发绀、呼吸音减弱、血压高或低、心律失常等。

3.伤口与各引流管情况

了解患者伤口敷料是否干燥，有无渗液、渗血，胸管、胃管、纵隔引流管及尿管引流是否通畅，引流量、性质、颜色有无异常等。

4.肢体功能

了解患者术后肢体感知觉恢复情况及四肢活动度。

5.体液平衡

评估患者术后尿量、各种引流的丢失量、失血量及术后补液量和种类等。

6.营养状态

评估患者术后每日摄入营养素的种类、量和途径，了解术后体重变化。

7.术后不适及并发症

了解有无切口疼痛、头痛、头晕、恶心、呕吐、腹胀等术后不适，评估不同种类和程度，评估有无肺不张、肺炎、出血、吻合口瘘、乳糜胸等并发症及危险因素。

8.心理-社会状况

了解患者及其家属对手术的认识、看法和心理感受，评估有无引起术后心理变化的原因：

（1）担心不良的病理检查结果、预后差或危及生命。

（2）担忧手术对今后生活、工作及社交带来不利影响。

（3）术后出现切口疼痛等各种不适。

（4）身体恢复慢，出现并发症。

（5）住院费用昂贵，担心经济能力难以维持后续治疗。

二、护理诊断/问题

（一）头痛

与血压升高有关。

（二）有受伤的危险

与头晕、视力模糊、意识改变或发生直立性低血压有关。

（三）潜在并发症

高血压急症。

（四）低效性呼吸型态

与术后卧床、活动量少、切口疼痛、呼吸运动受限等有关。

（五）有体液不足的危险

与手术导致失血、体液丢失、禁食禁饮、液体量补充不足有关。

（六）营养失调，低于机体需要量

与术后禁食、创伤后机体代谢率增高有关。

（七）活动无耐力

与手术创伤、机体负氮平衡有关。

（八）知识缺乏

缺乏手术后治疗、护理、康复锻炼、安全等相关知识。

三、护理目标

（1）患者主诉疼痛减轻或缓解。

（2）患者能描述避免受伤的措施，无受伤发生。

（3）患者情绪稳定，能描述高血压危象先兆症状，无高血压危象的发生。

（4）患者术后呼吸功能改善，血氧饱和度维持在正常范围。

（5）患者体液平衡得以维持，循环系统功能稳定。

（6）患者术后营养状况得以维持或改善。

（7）患者活动耐力增加，逐步增加活动量。

（8）患者充分了解术后相关知识，能说出治疗、护理、康复、安全的相关知识及配合要点。

四、护理措施

（一）术前护理

1.术前护理原则

执行食管癌术前常规护理措施。

2.控制血压

一般要求血压控制在140/90mmHg以下最好（65岁以上的老年人，血压控制在150/90mmHg以下）。用药期间严密观察血压的变化，严防血压下降过快、过低，引发并发症。血压超过200/120mmHg或出现头痛、头晕、恶心、呕吐者及时通知医生，血压低于110/60mmHg者应注意头晕、昏厥的发生并及时采取措施。

3.饮食护理

指导患者进低盐、低脂的流质或半流质饮食，多食蔬菜、水果和粗纤维食物，少吃动物脂肪和内脏，以防止加重高血压病。同时注意多吃富含钾、钠、镁的食物，如鱼、牛奶、水果等。

4.戒烟限酒

吸烟者戒烟，以减少呼吸道分泌物。训练有效的咳嗽、咳痰，以利于术后呼吸道分泌物排出，预防并发症。

5.病室的环境与睡眠

病室要求安静、整洁、舒适，给患者创造一个良好的休息环境。对于血压较高、情绪不稳定的患者，可遵医嘱使用镇静药物。

（二）术后护理

1.术后护理原则

执行食管癌术后常规护理措施。

2.病情观察

给予心电监护，术后每15～30min测量生命体征1次，密切观察患者血压的变化，根据病情，遵医嘱用降压药。密切监测血压变化，判断疗效，并密切观察降压药的不良反应。观察患者的神志、面色、心率、心律、心电图和血氧饱和度，防止心律失常、低氧血症的发生。病情平稳后1～2h测量生命体征1次，监测体温每日4次，测量至体温正常3日后改为每日1次测量，39℃及以上者24h内每4h测量1次。观察术后尿量、出入量，及时记录护理记录单。

3.静脉补液

术后严格控制输液速度，血压高时，可酌情减慢输液速度，并遵医嘱应用降压药物。

4.饮食护理

一般于手术后5～7日开始试饮水，若无不适，再开始进流食，术后6～7日可给予流质饮食，每日7～8次，如进食顺利可逐渐改进半流食、软食，每日6次。术后3周，患者若无特殊不适可进普食。饮食宜选择低盐、低脂饮食，多食蔬菜、水果和粗纤维食物，做到营养均衡，忌烟酒。

5.预防诱发血压升高

疼痛、便秘、焦虑可间接诱发血压增高。询问患者有无疼痛，根据疼痛评分，给予适当的镇痛措施。保持大便通畅，防止下蹲大小便。保持病房安静舒适，避免噪声刺激，指导患者进行自我心理调节，避免情绪激动，保持情绪平和、轻松、稳定。

6.康复指导

指导患者在床上进行适当活动，主动或被动活动四肢，加强患侧肢体锻炼（如患侧上肢上举、绕臂、梳头等动作）。根据患者身体情况，指导患者适当下床活动，活动时应注意保护患者，避免患者因血压升高出现头晕、视力模糊、意识改变，或因长时间站立导致直立性低血压，发生跌倒等不良事件。

7.高血压危象的护理

患者绝对卧床休息，抬高床头。避免一切不良刺激和不必要的活动，保持呼吸道通畅，吸氧。遵医嘱使用降压药物，并密切观察血压变化，避免血压骤降。

第三节　食管癌合并糖尿病围手术期护理

糖尿病是一组以慢性血糖水平增高为特征的代谢疾病群，由胰岛素分泌缺陷和（或其生物）作用受损，或两者兼具有而引起的高血糖，除糖类外尚有蛋白质、脂肪代谢异常，久病可导致多系统损害。糖尿病是外科手术的独立危险因素。大手术本身可以使血糖平均上升$2.05\sim4.55$mmol/L，术后由于精神紧张、疼痛、出血、低氧、二氧化碳蓄积等均可加重应激反应，使得体内儿茶酚胺和皮质激素分泌增加，抑制胰岛素分泌和拮抗胰岛素的作用使糖尿病患者血糖升高更加明显。食管癌患者如果围手术期血糖控制不佳，会使糖尿病相关并发症发生率上升，如术后恢复时间延长、术后并发症多、病死率亦增加等。

一、护理评估

（一）术前评估

1.健康史

（1）一般情况：评估患者的年龄、性别、婚姻、职业、居住地和饮食习惯等。

（2）疾病史：评估患者在吞咽食物时，有无哽噎感，胸骨后烧灼样、针刺样或牵拉摩擦样疼痛；有无进行性吞咽困难；有无头晕、心悸、视力模糊等病史。

（3）既往史：患者除糖尿病外，有无高血压、冠心病等病史。

（4）用药史：如降糖药等。

（5）家族史：家族中有无肿瘤患病史等。

2.身体状况

（1）局部：了解患者有无吞咽困难、呕吐等；有无疼痛，疼痛的部位和性质，是否因疼痛而影响睡眠。

（2）全身：评估患者的营养情况，有无消瘦和贫血、脱水或衰弱；了解患者有无锁骨上淋巴结肿大和肝肿块，有无腹腔积液、胸水等。

（3）辅助检查：了解食管钡餐造影、心电图、内镜及超声内镜检查、CT等结果，以判断肿瘤的位置、有无扩散或转移。

（4）评估患者糖尿病病情和手术耐受力。

3.心理-社会状况

了解术前患者的心理问题及产生心理问题的原因，了解家庭成员、单位同事对患者的关心及支持程度，了解患者家庭的经济承受能力等。

（二）术后评估

1.术中情况

了解手术方式、麻醉方式及病变组织切除情况，术中出血、补液、输血情况及术后诊断等。

2.生命体征

了解患者麻醉是否清醒，生命体征是否平稳，气管插管位置是否改变，呼吸型态有无异常，有无呼吸浅快、发绀、呼吸音减弱、血糖高或低、心律失常等。

3.伤口与各引流管情况

了解患者伤口敷料是否干燥，有无渗液、渗血，胸管、胃管、纵隔引流管及尿管引流是否通畅，引流量、性质、颜色有无异常等。

4.肢体功能

了解术后肢体感知觉恢复情况及四肢活动度。

5.体液平衡

评估术后患者尿量、各种引流的丢失量、失血量及术后补液量和种类等。

6.营养状态

评估术后患者每日摄入营养素的种类、量和途径，了解术后体重变化。

7.术后不适及并发症

了解有无切口疼痛、头痛、恶心、呕吐、腹胀等术后不适，评估不同种类和程度，评估有无肺不张、肺炎、出血、吻合口瘘、乳糜胸等并发症及危险因素。

8.心理-社会状况

了解患者及其家属对手术的认识、看法和心理感受，评估有无引起术后心理变化的原因：

（1）担心不良的病理检查结果、预后差或危及生命。

（2）担忧手术对今后生活、工作及社交带来不利影响。

（3）术后出现切口疼痛等各种不适。

（4）身体恢复慢，出现并发症。

（5）住院费用昂贵，担心经济能力难以维持后续治疗。

二、护理诊断/问题

（一）营养失调，低于机体需要量

与术后禁食、创伤后机体代谢率增高、胰岛素分泌或作用缺陷有关。

（二）有感染的危险

与血糖增高、脂代谢紊乱、营养不良、微循环障碍及手术创伤等因素有关。

（三）低效性呼吸型态

与术后卧床、活动量少、切口疼痛、呼吸运动受限等有关。

（四）有体液不足的危险

与手术导致失血、体液丢失、禁食禁饮、液体量补充不足有关。

（五）活动无耐力

与手术创伤、机体负氮平衡有关。

（六）知识缺乏

缺乏手术后治疗、护理、康复锻炼、安全等相关知识。

（七）潜在并发症

酮症酸中毒、高血糖高渗状态、低血糖等。

三、护理目标

（1）患者体液平衡得以维持，循环系统功能稳定。血糖、血脂正常或维持理想水平。

（2）未发生感染或早期及时发现并处理。

（3）患者术后呼吸功能改善，血氧饱和度维持在正常范围。

（4）患者术后营养状况得以维持或改善。

（5）患者活动耐力增加，逐步增加活动量。

（6）患者充分了解术后相关知识，能说出治疗、护理、康复、安全的相关知识及配合要点。

（7）患者术后潜在并发症得以预防或被及时发现和处理，术后恢复顺利。

四、护理措施

（一）术前护理

1.术前护理原则

执行食管癌术前常规护理措施。

2.术前评估

注意患者有无贫血、低蛋白血症、空腹及餐后血糖的变化、心肺功能等，以便做好术前调整，让患者在最佳状态下接受手术。

3.心理疏导

术前与患者及其家属进行有效沟通，讲解食管癌及糖尿病的相关知识。介绍手术治疗的必要性，告知为确保手术的安全，术前需控制血糖，使患者能自觉调节饮食，按时定量服药来控制血糖。

4.术前血糖管理

严格执行糖尿病饮食，宜选择低糖类、低脂肪、适量蛋白质和高纤维的膳食。进食摄入的总热量应根据血糖监测结果调节，应特别强调定时、定量。对确诊伴有糖尿病的患者术前3日进行血糖监测，即每日早、中、晚三餐前及餐后2h各测量血糖1次，并做好记录。凡饮食调节不能控制血糖的患者，于手术前3～5日改用胰岛素治疗，术前空腹血糖控制在5.6～11.2mmol/L为手术可接受范围。

5.活动与休息

患者应适当锻炼，注意休息。运动不宜在空腹时进行，防止低血糖发生，运动时需注意补充水分，随身携带糖果，当出现低血糖症状时及时食用并暂停运动。应保持病室安静、整洁、舒适，给患者创造一个良好的休息环境，睡眠不好者可遵医嘱使用镇静药物。

（二）术后护理

1.术后护理原则

执行食管癌术后常规护理措施。

2.监测生命体征

给予心电监护，术后每15～30min测量生命体征1次，密切观察患者心率、心律、心电图的变化，观察患者的神志、面色和血氧饱和度，防止低氧血症的发生。病情平稳后1～2h测量生命体征1次，监测体温每日4次，测量至体温正常3日后改为每日1次测量，39℃及以上者每4h测量1次共24h。观察术后尿量、出入量，及时记录护理记录单。

3.术后血糖的管理

术后每2h监测血糖1次，并做好记录。注意遵医嘱使用胰岛素，控制血糖在安全范围，并测定术后电解质，避免发生电解质紊乱，预防糖尿病酮症酸中毒、高渗性非酮症糖尿病昏迷及低血糖等并发症的发生。并根据血糖水平调节胰岛素使用剂量，使血糖维持在7～10mmol/L，同时密切监测肝肾功能、尿糖、电解质及酮体情况。

4.饮食护理

一般于手术后5～7日开始试饮水，若无不适，再开始进流食，术后6～7日可给予全流质饮食，每日7～8次，如进食顺利可逐渐改进半流食、软食，每日6次。术后3周，患者若无特殊不适可进普食。饮食宜选择低脂肪、适量蛋白质和高纤维的膳食。进食摄入的总热量应根据血糖监测结果调节。

5.康复指导

（1）根据患者身体情况，指导患者适当下床活动，时间勿持续过久，避免劳累。

（2）活动时应注意保护患者，当出现低血糖症状时及时暂停活动并告知医护人员，采取相应的处理措施。

（3）采取多种形式向患者及其家属讲解糖尿病的病因、临床表现、诊断与治疗方法。

（4）指导患者使用降糖药物时如何观察药物疗效和不良反应，掌握胰岛素正确的注射方法及自我监测血糖的方法。

（5）做好饮示指导，定时定量，三餐分配均衡。

（6）指导患者树立与糖尿病做长期斗争及战胜疾病的信心。

参考文献

[1]张丽萍.实用临床护理新进展[M].长春：吉林科学技术出版社,2016.

[2]王霞.常用临床护理技术[M].郑州：郑州大学出版社,2015.

[3]郝金霞.实用临床护理操作技术[M].西安：西安交通大学出版社,2015.

[4]李俊华，程忠义，郝金霞.外科护理[M].武汉：华中科技大学出版社,2013.

[5]高小雁，彭贵凌.积水潭创伤骨科护理[M].北京：北京大学医学出版社,2014

[6]宁宁，侯晓玲.实用骨科康复护理手册[M].北京：科学出版社,2016.

[7]黄燕波.实用泌尿外科护理及技术[M].北京：科学出版社,2008.

[8]李卡，许瑞华，龚姝.普外科护理手册第2版[M].北京：科学出版社,2017.

[9]周文娟，刘义兰，胡德英.新编骨科康复护理指南[M].武汉：华中科技大学出版社,2013.

[10]高小雁.积水潭手外科护理与康复[M].北京：人民卫生出版社,2015.

[11]那竹惠，陈文敏，蒋立虹.心脏大血管外科护理全过程质量控制手册[M].北京：军事医学科学出版社,2015.

[12]徐燕，周兰姝.现代护理学第2版[M].北京：人民军医出版社,2015.

[13]郎黎薇.神经外科临床护理实践[M].上海：复旦大学出版社,2013.

[14]王萌，张继新.外科护理[M].北京：人民军医出版社,2015.

[15]胡东芳,精编护理学基础与临床[M].西安：西安交通大学出版社,2015.

[16]叶志霞，李丽.肝胆胰外科护理常规[M].上海：上海科学技术文献出版社,2017.